めまいを診る

北原 糺 著

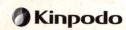

推薦の言葉

　めまいは、誰にでもおこりうる身近な病である。ちょっと疲れたとき、緊張が緩んだときなど、軽いめまいを覚えることは誰しもあることだろう。そのうちの多くは放っておけばいずれ治まり、気にも留めないものである。しかしその一方で、深刻な内耳疾患、脳疾患、全身疾患のサインとなって現れるものもある。また、めまいには複数科での横断的治療が必要なものが多いにもかかわらず、一元的な診断にとどまり、「めまいは治らない」「めまい診療は煩雑だ」と思ってしまう場合もあるだろう。このようなめまい疾患に対し、どのように対処していくべきか。本書は、この問いに簡潔に答えてくれるものである。

　奈良県立医科大学では、多岐にわたるめまい疾患対応の要請に応えるべく、平成28年5月にめまいセンターを設立した。著者の北原 糺教授は、このめまいセンターのセンター長を務めるめまいのエキスパートであり、その卓越した能力でまとめあげたテキストが本書である。本書は、どこでも必要な箇所から読み始めることができる構成になっており、めまいに自信のある医師・ない医師、耳鼻科・他科を問わず多くの医師の指針となるところに特徴がある。また、誤診しそうな症例、自分で診てよいのか、紹介すべきかなどについて踏み込んで記述されているところが他書と一線を画している。

　超高齢社会を迎えた今、医療者はその知識を単に患者さん一人一人に使うのではなく、広く社会の発展に生かすべきだと思っている。本学では、MBT（Medicine-Based Town、医学を基礎とするまちづくり）構想を提唱し、その実現に向けて取り組んでいる。目的は、産業創生、地方創生、少子高齢社会のまちづくりである。このまちの安心・安全のためには、めまい、転倒、骨折、寝たきり、痴呆という負のスパイラルを断ち切る必要があり、めまい診療の重要性は高い。

　本書がより多くの人に読まれ、より多くの人の助けになってほしいと願っている。

奈良県立医科大学 理事長・学長
細井裕司

序

　めまいは本来、診療科横断的性格の強い症候であるが、典型的なめまいを中心として多くは前庭迷路を含む平衡保持機構の疾患に由来するため、めまい患者は耳鼻咽喉科を受診する機会が多い。最近、基幹病院の一部では耳鼻咽喉科でも subspecialty に分化する傾向が見られ、めまい患者は神経耳科を専門とする医師を中心とするグループが担当することもある。一方、めまいの診療は問診から検査へと一定の手順に従って進める点では他の症候と同様であるが、いずれの診療科にあってもめまいが診療科横断的傾向の強い症候であることを軽くみて、要救急例は別としても、あらゆるめまい症例を自分一人で解決しようとすると、そこには不確実さと曖昧さが残ってしまう。良くないことではあるが、仮にそのような診療に慣れたとしても、残った「曖昧さ」が蓄積してめまい患者の対応は「不得手だ」あるいは「おっくうだ」と思う医師も少なくない。

　本書ではまず、めまいの診療に積極的意欲を持つ方々ばかりでなく、それを不得意だと思われる方々にも基本的知識を要領よく身に付けていただくことで、大方のめまい患者を十分診療できることに納得していただき、その上で単なるマニュアル診療に満足することなく、「めまいを診る」ことに自信と充実感を得ていただくことを目標とした。

　そこで本書の第Ⅰ編では、問診から検査を経て診断へと円滑に進むための知識と技術を、診療科横断的疾患の最初の関門である「めまいの中枢性（脳）、末梢性（内耳）疾患の鑑別」を含め、「診断に気を遣う部分」に注意を払い、記述した。次いで、めまい疾患への理解を深めるため第Ⅱ編では、各めまい疾患を幅広く取り上げ、とくに主要疾患については「概念、症状、診断、固有の治療」とともに、いくつかの「誤診しやすい疾患」も別に取り上げて解説した。第Ⅰ編に未知または不明の疾患あるいは不明の症候群があれば、第Ⅱ編でその概要を読み取ってから第Ⅰ編に入ることも可能である。第Ⅲ編では、多数のめまい疾患に共通する部分が多い「安全かつ納得できる有効な治療、リハビリテーション」を、さらに診断、治療をより充実させるため「診療科相互の連携または神経耳科診療に多くの経験を持つ医師または施設との連携」を、具体的に述べることとした。

2017 年 3 月

北原　糺

めまいを診る

I. 自信を持ってめまい患者を診るために　1

1　めまい疾患の頻度とトリアージ　2

2　問診の実際と結果から疾患を推定する　4
1) めまい問診のポイント　4
2) めまいの症状、誘因、経過　5
3) 随伴症状　6
4) 病歴、服薬歴、飲酒、喫煙　8
5) 問診の実際　9

3　検査の実際と結果から疾患を推定する　10
1) 検査の基礎―身体の平衡保持機構　10
2) 全身検索　14
3) 静的・動的体平衡検査（付）重心動揺検査　16
4) 眼振検査　20
5) 圧刺激検査（瘻孔症状検査）　29
6) 聴力検査　29
7) 温度刺激検査（付）visual suppression test　30
8) 画像検査　34
9) 前庭誘発筋電位検査 VEMP　36
10) メニエール病推定検査　38
11) その他の神経耳科学的検査　43
12) めまい入院検査　46

II. めまい疾患の理解を深めるために　49

1　内耳（末梢性）疾患　50
1) 良性発作性頭位めまい症（BPPV）　50
2) メニエール病（付）レルモワイエ症候群、遅発性内リンパ水腫、蝸牛型／前庭型メニエール病　56
3) 前庭神経炎　64
4) めまいを伴う突発性難聴（めまい突難）　65
5) 外リンパ瘻　66
6) 上半規管裂隙症候群（SSCD）　67

7）前庭水管拡大症　68
8）聴神経腫瘍　68
9）神経血管圧迫症候群　70
10）Hunt 症候群　70
11）Cogan 症候群　71

2　脳（中枢性）疾患　72
1）脳血管障害　72
2）脳腫瘍　73
3）神経変性疾患など　74

3　眼疾患　75
1）眼球内浮遊物　75
2）屈折異常　75
3）融像障害　75
4）先天性眼振　75
5）健常人も罹患する視器由来のめまい・平衡失調　76

4　頸部疾患　77
1）頸部脊椎症　77
2）椎骨動脈循環不全　77

5　心因性疾患　79
1）不安神経症　79
2）心気症　79
3）ヒステリー　80
4）うつ　80

6　全身疾患　81
1）自律神経失調症　81
2）循環器・血液疾患　82
3）内分泌・代謝疾患　83

7　誤診しやすい疾患　84
1）メニエール病と良性発作性頭位めまい症（BPPV）　84
2）メニエール病と耳硬化症　85

3) 聴神経腫瘍とメニエール病　85
4) 良性発作性頭位めまい症（BPPV）と小脳病変　86
5) 前庭神経炎後およびめまいを伴う突発性難聴後のめまい　87

III. めまい治療戦略の立て方　89

1　一般的めまいの薬物治療　90
1) 急性期の治療　90
2) 間歇期の治療　92
3) 慢性期の治療　94

2　前庭代償とめまいリハビリテーション　96
1) 静的・動的前庭代償　96
2) 感覚強化リハビリテーション　97
3) 感覚代行リハビリテーション　98

3　原因不明または難治性めまい患者対策　101
1) 診療科横断的めまい患者対策　102
2) 治療困難なめまい患者対策　102

おわりに　104
参考図書・文献　106

巻末資料
メニエール病診断の手引き 1975　114
両側変動難聴性メニエール病診断基準 1989　115
メニエール病に対するイソソルビド使用のための参考資料 1991　116
メニエール病に対するステロイド剤使用のための参考資料 1991　117
北里大学方式のめまいリハビリテーション　118
Benign paroxysmal positional vertigo: Diagnostic criteria 2015: Barany Society　119
Diagnostic criteria for Meniere's disease 2015: ICVD　121
Cawthorne's Head Exercises　121

索引　123

I. 自信を持ってめまい患者を診るために

1 めまい疾患の頻度とトリアージ

　先にめまい患者は耳鼻咽喉科を受診する機会が多いと述べたが、めまいを主訴とするあるいはめまいを難治症状とする患者には、いずれの診療科でも遭遇する機会はある。めまい患者数の多寡はその施設の担当医師がめまい疾患に強い関心を持ち、長年にわたり（あるいは施設が伝統的に）めまい疾患の診断・治療に大きな実績を残してきたか否かに左右されるであろうし、大学病院、市中病院、救急指定病院、診療所など施設の性質や、都市と地域など施設の立地条件に左右されることもある。

　ところで、めまい疾患の内容とその頻度はどうであろうか。筆者のかつての勤務地であった大学病院のめまい専門外来では、2004年4月から2007年3月までの3年間に初診で訪れた患者数は1220例であった。その内訳は良性発作性頭位めまい症（BPPV）が508例で41.6％、メニエール病（遅発性内リンパ水腫を含む）395例32.4％、前庭神経炎43例3.5％、めまいを伴う突発性難聴（めまい突難）18例1.5％と続き、脳幹・小脳梗塞などの危険なめまいは15例1.2％であった[1]（図1A）。一方、もう1つの任地であった市中病院の救急外来では、2011年4月から2012年3月までの1年間に初診で訪れためまい患者数は120例で、年間のめまい患者数は大学病院の約30％であったが、内訳はBPPV48例40.0％、前庭神経炎21例17.5％、メニエール病（遅発性内リンパ水腫を含む）11例9.2％、めまい突難5例4.2％と続き、脳幹・小脳梗塞などの危険なめまいは15例12.5％であった[1]（図1B）。

　めまい専門外来と救急外来のめまい患者の疾患内容を比較すると、注目すべきポイントが2点ある。第1点は両施設ともBPPVの割合は40％以上と最多であることで、この傾向は施設の大きさ、診療科の別、施設の立地条件には無関係であった。**自分がいずれの施設にあっても、自身の担当しためまい患者をまずはBPPVか否かに鑑別する**ことが、その後の円滑な診断、治療のために重要である。第2点は脳幹・小脳梗塞などの危険なめまい疾患の頻度は、救急外来に対してめまい専門外来でおよそ10分の1であった。**トリアージには施設によるこの傾向を参考にするとよいが、治療に緊急を要する中枢性めまい患者は少数派であっても見**

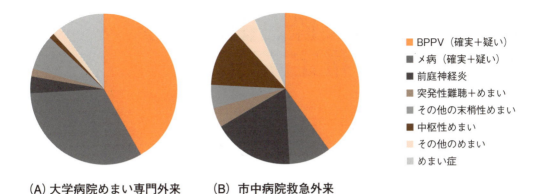

図1　病院めまい専門外来と病院救急外来のめまい疾患統計

落とすことのないよう注意が必要である[1,2]。緊急CT、MRIのために放射線科と、治療のために脳神経内科、脳神経外科を中心とする各診療科との連携を日頃から意識しておきたい。本書の記述でも、とくに末梢性（内耳）、中枢性（脳）めまい疾患の鑑別と、BPPVと他のめまい疾患の鑑別には注意を払った。

2　問診の実際と結果から疾患を推定する

1）めまい問診のポイント

　問診の対象となるめまいは、疾患が示す症状の中でもとくに漠然とした症状が多いため、患者も自身のめまいを直ちに正確に表現できないことがある。例えば、良性発作性頭位めまい症（BPPV）の患者は、頭をある位置に動かすたびに1分前後の回転性めまいを自覚するが、そのような状況が1週間続くと、「回転性めまいが1週間続いた」と訴えることがある。医師はめまいの持続時間と頭位変換による誘因との関連も含めて、確認し修正しなければならない症例である。このように、問診では第1にまず**めまいの実態を正しく客観的な形で明確化**して、次に予定する諸検査の選択と診断への第一歩としなければならない（図2）。

　第2にめまいに随伴するあるいはめまいと同時に存在する症状は、「中枢性めまいか、末梢性めまいか」の診断にとって、めまいの症状云々よりもはるかに役立つことが多い。もっとも、患者もすぐ気付くような気になる随伴症状であれば、それは主訴と呼ばれたかもしれない。ここでいう随伴症状には、めまいと比較してあまり気にならない耳鳴、難聴、耳閉感や、ろれつが回らないなどの構音障害も多く含まれる。めまいが強烈であると、患者はめまいと併存するこれらの症状に気付かないことが多いだけでなく、気付いていても強烈なめまいの状況下では誰にでも起こり得る一過性の現象だと捉えてしまう場合もある。したがって、患者の訴えを整理するだけでなく、**患者が訴えない随伴症状を誘導し引き出す知恵と作業**もきわめて重要となる（図2）。

　出発点で間違えると正しい診断へのルートに回帰することは難しくなるので、めまい患者の問診にはめまいの十分な知識と細心の注意をもって当たらなければならない。

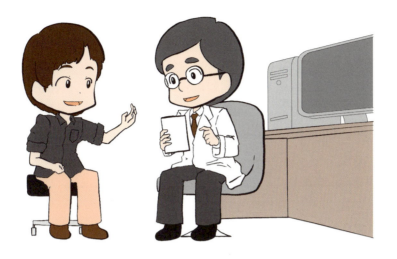

図2 診察室での問診
医師は診察室において、診断に必要な事項を聞き出す知識と知恵を必要とするが、患者に対しては問診の必要性を理解させ、安心して協力する雰囲気をつくりたい。

2) めまいの症状、誘因、経過

1 症状

　めまいは大きく、**真性めまい**と**仮性めまい**に分類される。前者には自分または周囲が回る感覚や周囲の上下または左右に移動する感覚を指す回転性めまい、船に乗った感じ、地面の浮動する感じの浮動性めまいがある。後者には立ちくらみ、転倒感、脱力感、眼前暗黒感、などが含まれる。めまいの特殊な表現としては、歩行などの動作中、視野に含まれるものが踊って明視できない症候を **jumbling**（**Dandy症候**）といい、アミノグリコシド（GM、SM）投与、両側前庭神経切断などによって両側前庭機能が高度に脱落した際に経験する[3]。平衡障害の特殊な表現として、起立時または歩行中、数秒ないし数分間突然倒れ込み、またもとに戻る現象を **drop attack** という。その間の意識は明瞭で記憶も残っており、一過性脳虚血発作（TIA）、椎骨脳底動脈循環不全症などで見られる。

2 誘因、経過

　突発的に発生し、多くの場合悪心、嘔吐を伴う強い真性めまいでは脳幹、

小脳の病変による中枢性疾患に注意する必要はあるが、一般には末梢性（内耳）疾患由来のめまいが多い。**以下は図3のフローチャートを参照しながらお読みいただきたい。**

　発作に誘因なく、激しい回転性めまいが突然おこり、10分ないし数時間持続して、さらに経過中、時々反復する場合はメニエール病、メニエール病ではめまい発作時に難聴をきたすが、めまい発作時に難聴が寛解する点でメニエール病と異なるレルモワイエ症候群、一側高度難聴患者が数年後健側耳にメニエール症候を生じる遅発性内リンパ水腫、前庭型メニエール病、聴神経腫瘍、内耳梅毒を考える。同様の発作を生じるが、突発性難聴でめまいを伴う場合の発作は数時間かけてゆっくり軽快し、繰り返すことはない。前庭神経炎も同様に発作を反復することはなく、数日かかって徐々に回復する。Hunt症候群は同様のめまいに顔面神経麻痺、耳介周辺に帯状疱疹を伴う。Cogan症候群では霧視、眼痛などを来たす角膜実質炎を伴う。上記の疾患ではいずれも耳鳴・難聴を随伴するが、前庭型メニエール病、前庭神経炎では蝸牛症状は伴わない。

　発作に誘因があり、しかも反復するめまいとしては、頭部を重力に対して一定の位置に置くことで1分前後持続するBPPVがある。本症は最も頻度の多い疾患ではあるが、類似の症状を示す疾患も多いから注意を必要とする。その他、頸部捻転で生じる椎骨脳底動脈循環不全などの頸性めまい、起立時に生じる起立性調節障害、先ほど述べたJumbling現象はアミノグリコシド（GM、SM）使用などによる両側前庭機能高度低下で生じる。外耳道入口部の加圧または強大音刺激（Tullio現象）で生じるめまいには、真珠腫性中耳炎などによる半規管瘻孔、半規管裂隙症候群がある。強い鼻かみ、重量物運搬などに伴うめまいには外リンパ瘻、過呼吸に続発するめまいには過換気症候群がある。誘因はあるが発作を反復することのない疾患には、側頭骨外傷による迷路振盪症、側頭骨骨折、飲酒、中耳炎、内耳炎などがある。

> 自律神経検査 p15, 参照
> 自律神経失調症 p81, 参照

3）随伴症状

　耳鳴、難聴、耳閉感のいわゆる蝸牛症状を伴うめまいでは、まず内耳疾患を考える。問診の段階で、めまいが左右どちらの耳から起こったか、

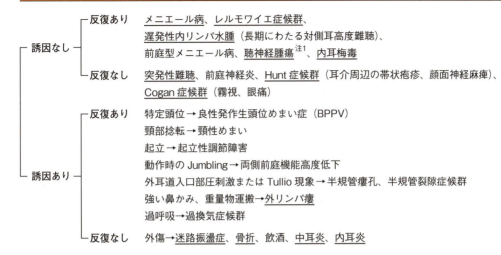

主として末梢性（内耳）疾患について、発作の誘因、経過中の再発、蝸牛症状（耳鳴、難聴、耳閉感など）の随伴の有無からめまい疾患をイメージアップするためのフローチャート。下線は蝸牛症状の随伴あり、カッコ内は他の随伴症状を示す。→印は誘因と疾患の関係を示す。中枢疾患は症状多様のため別記。

注1：一般に聴神経腫瘍は長期持続の軽いめまいまたは平衡失調を示す。

図3　誘因、経過、随伴症状から疾患を推定する

　両耳から起こったかは、蝸牛症状のあった耳の側から推定するが、蝸牛症状の随伴したことは覚えていても、患者自身その側までは覚えていない場合が多い。両側メニエール病のように聴力検査の結果でもめまい責任耳のはっきりしない場合があるから、そのような場合は次回、耳鳴、難聴、耳閉感を伴うめまいが発生した場合にはどちらの耳（または両耳）にこれらの蝸牛症状が随伴したかを注意するように伝える。先述したように、内耳疾患でも前庭型メニエール病、前庭神経炎、BPPVに蝸牛症状は随伴しない。起立障害、歩行障害は、内耳疾患でも発作時には強く生じるが、それが間歇期に夜間または暗所、閉眼時にのみ起こるのであれば内耳疾患を考える。平衡失調が昼間の明るい場所でも常に強く起こるのであれば、まず中枢性疾患を疑う。意識消失、けいれん、強い頭痛、構音障害、嚥下障害、複視を随伴する場合は、軽い浮動性めまいであっても中枢性疾患を念頭に置く。このように、**随伴症状は中枢性（脳）、末梢性（内耳）疾患の鑑別にきわめて重要**である。肩こり、手のしびれは頸椎変形を考える。立ちくらみ、不定愁訴といわれる長期にわたり消長す

問診の実際 p9,
全身検索 p14,
診療科横断的めまい
患者対策 p102,
参照

る疲労感、不眠、便秘、下痢などの訴えは、問診だけで自律神経失調、心因性疾患だと決めつけてはならない。

4）病歴、服薬歴、飲酒、喫煙

　糖尿病、高血圧、心疾患、頭・頸部外傷などの病歴、薬剤服用歴、飲酒喫煙歴にはめまいの原因と関連する部分が多い。先述した、2011年4月から翌年3月までの1年間に新患として市中病院救急外来を受診した120例のめまい救急患者のうち、脳幹梗塞や小脳出血などの中枢性めまい、いわゆる危険なめまい15例では、うち11例に糖尿病、高血圧、心疾患すべての合併が確認された。一方、非中枢性めまい症例105例では、糖尿病、高血圧、心疾患すべてを合併した症例は1例のみであった。めまい救急患者来院時には、血管や神経に脆弱性をきたす糖尿病、動脈硬化を表す高血圧、容易に血餅が脳に飛ぶ心疾患の3疾患の合併について聴取し、中枢性めまいの可能性を考慮する必要がある[4]。

　その他、薬物の副作用としてのめまいは見落としがちであるから、GM、SM等のアミノグリコシド系、フロセミド、エタクリン酸、カルバマゼピンなどの薬物治療に関しても、詳しく問診を進める。薬物の副作用としてのめまいに対しては、まずその薬物の減量や投与方法の変更を考え、むやみにめまい止めを追加処方することは避けたい。また飲酒、喫煙も各種めまいを誘発する因子であるから、飲酒歴、喫煙歴の問診も欠かせない。

　以上、各所でめまい疾患の部位鑑別に必要な症状を述べたが、**末梢性か中枢性かを示唆するヒントは、めまいの症状より、めまいの発症、経過、随伴症状、既往歴に多く見られる**。中枢性疾患の場合、血管障害では急性の経過をとり、回転性めまいも度々見るが、脳腫瘍、神経変性疾患、聴神経腫瘍では気付かない程度、例えば「靴下をはく時ふらつくようになった。年のせいかな」と思う程度で、徐々にめまいや平衡失調が進行することが多い。血管障害の場合は速やかな処置をとらないと生命の危険が生じるし、腫瘍、変性疾患の場合も原因不明だがリスクの乏しい疾患だと思い込み、漫然と治療を続けるうちに取り返しのつかない状態に陥る危険がある。腫瘍であっても急性の経過、あるいは前述したように

表1 問診段階での末梢・中枢疾患の鑑別

	末梢性（内耳）疾患	中枢性（脳）疾患
めまいの症状	多くは回転性、非回転性もある。	多くは非回転性、回転性もある。
めまいの発症と経過	発作性、反復または一過性。	長期持続性の軽めまいは腫瘍、変性疾患に多い。一過性発作性は血管障害に多い。
随伴症状	耳鳴、難聴あり。BPPV、前庭神経炎、前庭型メニエール病は例外。	記載の症状を随伴する場合はまず、中枢疾患を疑う[注1]。
歩行、平衡障害	急性期のみ平衡失調。間歇期には暗所でのみ平衡失調。両側前庭機能高度低下はjumblingも[3]。	明所、暗所を問わず強い平衡失調があれば、中枢疾患を疑う。
病歴	糖尿病、高血圧、心疾患の合併少ない。	糖尿病、高血圧、心疾患の合併多い。

注1：めまい感と一致しない悪心嘔吐、drop attack、意識消失、けいれん、強い頭痛、知覚障害、構音障害、嚥下障害、複視、視野異常など。

（松永亨ら[5]より改変）

検査による末梢・中枢疾患の鑑別 p15, 参照

反復するメニエール病様の経過をとることがあるから、いずれの場合であっても疑問に思った時は、神経学的検査、神経耳科学的検査、画像検査が必要となる（表1）。

5）問診の実際

　めまいが生命に危険を及ぼす重篤な疾患によるかその予兆と考えられる場合、あるいは生命の危険はないが悪心・嘔吐を伴う激しいめまいのため速やかな治療を必要とする場合は、要領よく絞った質問と併行して、バイタル、神経学的検査、眼振検査、画像検査を速やかに行う。その結果、生命に重篤な疾患が除外され、とりあえずの治療によって激しいめまいや併発する悪心・嘔吐が軽減された時点で、改めて詳細な問診を行うことが望ましい。

急性期の治療 p90, 参照

　問診の結果、ある疾患が強く示唆されても、その疾患を検査によって再確認することが必要である。例えば、多くの不定愁訴があって心因性疾患が示唆されても、まず検査によって主要平衡保持機構に器質的疾患の有無を確認してから治療方針を決める。さらに言えば、めまいの原疾患は1つとは限らないことも常に念頭に置きたい。

自律神経検査 p15, 自律神経失調症 p81, 心因性疾患 p79, 参照

3 検査の実際と結果から疾患を推定する

1）検査の基礎 ── 身体の平衡保持機構

　めまい、平衡失調は体のバランスをとる仕組みの崩れた時に起こる。もっとも、めまいは心の病を含む体のいずれの部分の変調からも起こり得るが、ここでは検査に先立ち、体のバランスをとる基本的な仕組みを述べる。

　多くの動物は4本の足で地上に立つが、人間は日常生活においてほとんどの場合2本足の立位をとる。狭い底面に高い重心は不安定の象徴であり、狭い足裏に細長い体を支える人間の姿勢は、縦に置いた丸太棒の様に不安定に見える。しかし丸太棒と違って、人間は縦に置いた姿勢で安定し、まったく危なげなく機敏に行動もできる。人間にこれを可能にさせるのは、意志による神経調節も関わるが、脳幹、小脳の中枢制御によって行われる立ち直り反射などの「姿勢反射」と呼ばれる平衡保持機構が働いているからである。この反射は外部（皮膚）ならびに深部受容器、視器、前庭迷路を介して引き起こされる（図4）。以下これら各部の構造、機能を簡記する。

1 外・深部受容器

　これらの受容器は皮膚、筋、腱、関節にある。例えば椅子に座っている体が右に傾くと右側臀部の皮膚に強い圧力がかかり、この情報を受けた体の筋肉は体を中央へ戻すように左に向いて働く。皮膚の他、関節や腱、筋肉からの情報もある。筋肉自身には筋の収縮を感じ取る装置があって筋自体の働きも調節する。**緊張性頚反射**は躯幹に対する頭部の位置の変化が刺激となって四肢の筋緊張が変わる姿勢反射である。

2 視器

　視器は次に述べる前庭迷路に優先する空間における水平、垂直位の認知や固視、動く指標に対する追跡機能を持つ。例えば車窓から風景を見

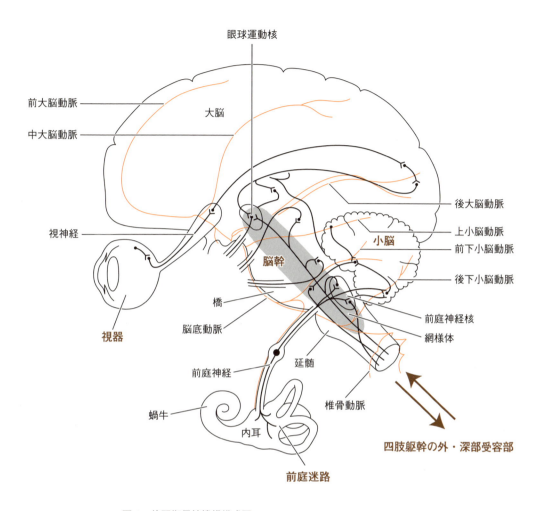

図4　体平衡保持機構模式図
身体の平衡保持は脳幹、小脳の中枢制御、前庭迷路、視器、四肢躯幹の外・深部受容器の働きによって成り立っている。

るときに生じる眼球運動は、外界の移動を追うゆっくりした緩徐相と一定の時点で素早くもとに戻る急速相からなる運動を繰り返すが、これを**視運動性眼振**と呼ぶ。連続的に動く指標を長く固視追跡することで（例えばホームに立って動く電車を見つめると、電車に向かって吸い込まれ、橋の上で川の流れを見ているうちに自分が橋とともに移動するように感じるなど）視運動性眼球振盪とともに平衡失調を生じることがある。また、揺れる船室、地震などで傾いた家屋のような傾斜室環境では真の垂直位を保持できずに平衡を失うこともある[6]。このように、視器は平衡保持に重要な機能を持つ器官であり、それゆえ容易に平衡失調の原因となることもある（図5）。

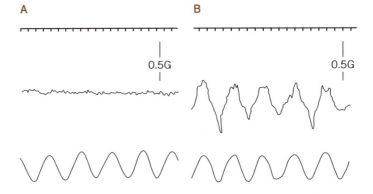

図5 傾斜室での視覚と迷路立ち直り反射との葛藤

（A）は遮眼で直立した健常人の立つ支持面だけを左右に傾けた場合、（B）は開眼で傾斜室つまり支持面とともに全視野を左右に傾けた場合の頭位と支持面の傾きを示す。時間軸の1間隔は1秒。図の上段は直線加速度計を被検者の頭部に、その感度を左右方向に向くように装着した場合、下段は同様に床に固定した場合の記録図を示す。図の短周期波は頭部の短期的運動を示すが、長周期波の基線より上方の動きは頭部または支持面の右傾を示す。支持面だけが傾斜した場合（A）、直立した健常人は遮眼下でも、支持面の傾斜と関係なく、迷路の立ち直り反射によって頭部は重力の方向と同じ垂直位を保持することがわかる。部屋全体が傾斜すると（B）、頭部は垂直位（重力の方向）を保持できず、眼からの刺激により視野にある柱などと平行の位置をとり、迷路の立ち直り反射が阻害される。この状態が長期にわたると、ふらつきやめまいが生じるようになる。

> 健常人も罹患する視器由来のめまい・平衡失調 p76, 参照

3 前庭迷路

脊椎動物は進化の過程で原始耳石器から半規管と、やがて蝸牛が分離してきた。前庭迷路とは内耳の後半部にある耳石器と三半規管をさすが、前庭迷路は全身の骨格筋に緊張を与えるとともに、立ち直り反射、回転運動反射によって姿勢を安定化し運動の円滑な進行を支援する（図6）。

a) **耳石器**には、水平、垂直の位置関係で**卵形嚢**と**球形嚢**とがある。いずれも感覚細胞に平衡砂をのせた平衡斑で、重力・直線加速度の変化が加わると平衡砂がずれて平衡斑上の感覚細胞を刺激し、**立ち直り反射**が生じることで体位保持に関与する。もっとも、耳石器は進化の過程で半規管が出現する以前に、既に視運動性眼振を介して固視に関与していたし[7]、VEMPのように音を利用した平衡機能検査もあるように、進化した哺乳類でも音感覚を受容している[8]。

> 耳石器の音反応を利用した VEMP p36, 参照

b) **三半規管**は互いに90度交叉した外側半規管、前半規管、後半規管からなる。それぞれの面内に角加速度が加わると管内部の内リンパが動き、各管の膨大した一端（膨大部）のクプラを変位させて感覚細胞を刺

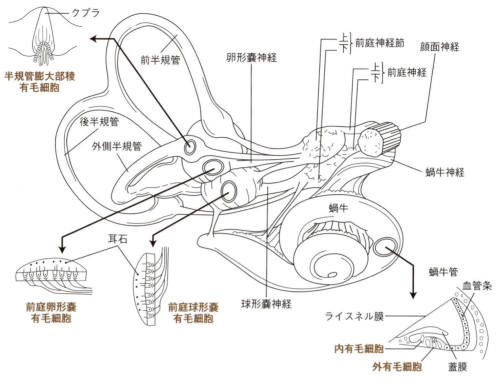

図6 内耳と神経

表2 Flourens の内リンパ流動説

角加速度が半規管に加わると内リンパ液が流動し Cupula を偏位させ、感覚細胞を刺激する。半規管はその半規管と平行した平面で眼振をおこす。水平性眼振は外側半規管から、垂直性眼振は左右の前半規管または左右の後半規管から、回旋性眼振は同側の前、後半規管からおこる。

表3 Ewald の法則

向膨大部稜性（ampullopetal）の内リンパ流動と反膨大部稜性（ampullofugal）の内リンパ流動とでは cupula に作用して起こす刺激効果は逆となる。
第1法則：外側半規管では ampullopetal の内リンパ流は刺激として、ampullofugal の内リンパ流は抑制としてはたらく。垂直半規管ではその逆となる。
第2法則：刺激となる内リンパ流は刺激側に向く眼振をおこす。

半規管に角加速度刺激を加える回転刺激検査 p43, vHIT p44, 冷温刺激を加える冷温交互温度刺激検査 p33, 参照

激することで反応する。**表2、表3**に角加速度、内リンパ移動、クプラの変位と生じる眼振の関係をあらわす「Flourens の内リンパ流動説」と「Ewald の法則」を示す。この場合、眼球はゆっくり一方に偏倚し、次いで急速に元に戻る運動を繰り返す。この規則的な眼球運動が**前庭性眼振**で、前者を緩徐相、後者を急速相と呼び、**急速相の方向を眼振の方向**と

する。前庭眼反射の生理学的意義は頭部回転時、高速移動時の固視にかなうものと言われている[9-11]。半規管は耳石器とともに前庭脊髄反射を介して四肢・躯幹の平衡を保持する。一側迷路に障害が生じると同側の筋緊張が低下、身体は同側に偏倚し、健常側に向かう自発眼振または障害側下の頭位眼振が生じる。慣れない大きな刺激が加わると、めまいや平衡失調を生じるが、訓練によって回転後眼振は低下し、新しい姿勢反射が成立して平衡を保持できるようになる[12]。

4 小脳、大脳基底核

小脳は上記の平衡機構を統合制御する。とくに随意性運動における小脳の要素的機能は、協働筋のタイミング制御、拮抗筋間の協調構成と、これらを可能にするための筋緊張と十分な筋力を維持することにあると考えられている[13]。大脳基底核の疾患では様々な姿勢障害が見られるが、とくにパーキンソン患者では立位で上体を前屈させ、上下肢を軽く屈曲させている。この特異な姿勢異常は、姿勢の固定と身体の平衡に関係した姿勢反射の障害によるものであり、大脳基底核は姿勢反応の高次中枢だと考えられている[14]。

次に検査の実際を述べるが、**2) 全身検索**、**3) 静的・動的体平衡検査**、**4) 眼振検査**、**5) 圧刺激検査**までは、フレンツェル眼鏡、ポリッツェル球さえあれば診療科の如何を問わず、いずれの場所でも施行可能である。**6) 聴力検査**は耳鼻咽喉科に限られるが、主要めまい疾患が診断できるルーチン検査である。できれば **7) 温度刺激検査**、**8) 画像検査**もできる環境にしておきたい。**9)-11)** はやや専門的な神経耳科検査となる。以下は表4を参照しながら、お読みいただきたい。

2) 全身検索

神経学的検査はめまいの程度が軽くても、とくに小脳、脳幹に病変の疑われる場合には必要である。小脳病変を確認したい場合、指鼻試験（finger-nose test）で測定障害（dysmetria）を検索し、変換運動障害検査（dysdiadochokinesis test）で運動分解（decomposition）、共同運動障

表4　検査による末梢・中枢疾患の鑑別

	末梢性（内耳）疾患	中枢性（脳）疾患
記載の神経症状[注1]	なし	あり
直立検査	閉眼時のみ失調あり	開閉眼時とも失調あり
著しい平衡失調	急性期を除きなし	あり
注視・自発眼振[注2]	注視眼振＜自発眼振	注視眼振＞自発眼振
垂直性眼振	なし（稀にあり得る）	あり
頭振り眼振	あり（罹病側の推定に役立つことあり）	[注3]
眼振とめまい感の強さ	一致する	一致しない
頭位変換眼振	潜時、疲労現象あり	潜時、疲労現象なし
同じ強さの自発眼振	長期持続しない	長期持続する
姿勢や経時変化による眼振の種類の変化	なし	あり
（急性めまい発作の場合、問診および以上の検査結果から速やかに、末梢・中枢疾患鑑別が可能）		
聴力検査異常	あり（BPPV、前庭神経炎、前庭型メニエール病は例外）	なし
固視抑制のある半規管麻痺（CP：canal paresis）	あり	なし
画像検査	固有の末梢疾患の変化	固有の中枢疾患の変化

注1：めまい感と一致しない悪心嘔吐、意識消失、けいれん、強い頭痛、知覚障害、構音障害、嚥下障害、複視、視野異常など。
注2：注視、自発眼振の比較は同一眼位で行う。
注3：中枢性疾患の疑われる場合、本検査は好ましくない。

問診段階での末梢・中枢疾患の鑑別 p9, 参照

(dyssynergia)、筋肉のトーヌス低下（hypotonus）を検索する。

　自律神経検査には、臥位で血圧と脈拍数を測定した後静かに起立させ、直後および1分ごとに3分間の血圧および脈拍数を測定する立位負荷（Schellong）試験がある。脈拍の21/分以上増加、収縮期血圧の16-30mmHg程度の低下は機能異常と考える。その他、眼球を眼瞼上から静かに圧迫し脈拍数を測定する眼球圧迫（Aschner）試験がある。1分間の脈拍が10以上減じる場合、副交感神経亢進状態と判定する。この他に、自律神経検査としては皮膚毛細血管反応測定、薬理的試験等がある。めまいが慢性化すると、原因はともかく結果として自律神経系の破綻を生じることが多々みられる。したがって、**自律神経検査で異常を検出しても主要平衡系に器質的変化がないことを確認しない限り、あるいは自律神経検査をすることなく、安易に「自律神経でしょう」と自律神経失調**

問診の実際 p9, 参照

をめまいの原疾患に仕立て上げるのは慎むべきである。

　血圧、血液などの内科的検査は、高血圧、低血圧、貧血、多血症、糖尿病、甲状腺機能低下などの内分泌疾患が予測される場合には積極的に行う。診察室の血圧測定では、患者が強烈なめまいに興奮して一過性に高値を示すことがある。

3) 静的・動的体平衡検査 (付) 重心動揺検査

　起立、歩行の異常は患者から問診をとりながら、必要に応じて検査を行う。異常を察知したら、患者がベッドまたは椅子に落ち着いてから診るのでなく、パソコンの操作を中断してでも患者が診察室に入ってくる様子から見落とさぬように心掛けたい。

1 静的体平衡検査

　静的体平衡検査には図7(A)に示すような両脚直立検査、Mann検査、単脚直立検査、図7(B)に示すような斜面台検査等がある。一般的には両脚直立検査（Romberg検査）が行われている。

　両脚直立検査では、被検者は足の左右内側を接し、正面を見て直立する。30秒間観察し、身体動揺の程度と偏倚方向を記録し、次いで閉眼または遮眼下で記録する。**開閉眼時とも動揺が明らかで転倒する場合はRomberg陰性とし、中枢性（脳）疾患を疑う。開眼時に比較し閉眼時に動揺が大きい場合（Romberg陽性）は、末梢性（内耳）疾患を考える。**斜面台検査は、遮眼直立した被検者の立つ支持面を傾斜させ、頭部に装着した直線加速度計で頭位を記録する[15]。一般に患側に傾斜すると立ち直り反射が生じにくい。転倒角度を測定する場合もある。

2 動的体平衡検査

　足踏み検査では図8に示すように床上に30度ずつ分割した、直径1mと0.5mの同心円を2つ描き、この中心部に被検者は履物を脱ぎ、正面を向いて遮眼または閉眼して立つ。次いで掌を下に向けて上肢を前方にのばし、大腿をほぼ水平まで上げて100または50歩の足踏みをする。足踏み終了時に、身体の移行方向とその角度、回転方向とその角度、移

図7 静的体平衡検査

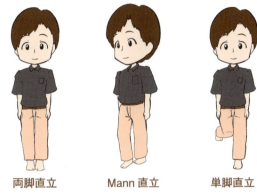

両脚直立　　Mann直立　　単脚直立
（開眼による検査に引き続き、閉眼による検査を行う）

(A) 直立検査

上図は開眼時の説明図だが、いずれも開眼30秒間、身体の動揺、偏倚を観察した後、閉眼または遮眼で30秒間動揺の観察をおこなう。
両脚直立検査は両足を揃え、両足の内側を接して起立する。mann検査では両足を前後一直線上にそろえ、足先と踵を接し体重を両足に均等において直立する。単脚直立検査は単脚で姿勢を正し、他足の大腿部をほぼ水平に保ち直立する。開眼30秒間に挙上足の1回以上の接地を異常、閉眼15秒間に挙上足3回以上の接地を異常とする。健常者でも異常と判断されることがある。小児・高齢者にmann検査は不向きな検査であり、単脚直立検査も転倒の危険を伴うので好ましい検査ではない。

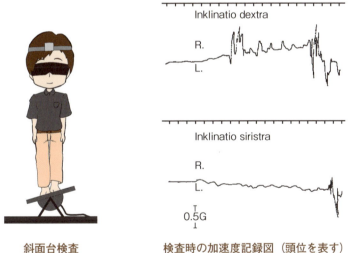

斜面台検査　　　　　検査時の加速度記録図（頭位を表す）

(B) 斜面台検査

左図　遮眼直立した被検者の立つ支持面を（電動または手動）で傾斜させ、頭部に接着した直線加速度計で左右の頭位を記録する[15,16]。一般に患側に傾斜すると立ち直り反射が生じにくい。従来の検査では転倒角度を測定する場合が多かった。

右図　右メニエール病患者の上は台右傾時、下は台左傾時の加速度記録図[6]。
時間軸の1間隔は1秒。頭部に装着した左右方向に感度を持つ直線加速度記録で、長周期波の基線より上方の動きは頭部の右傾、下方の動きは左傾を示し、短周期波は頭部ないし身体の動揺を示す。本症例では斜面台の両側とくに右傾時に台傾斜側への頭位と動揺増加を示し、立ち直り反射の著しい障害をみる。

3　検査の実際と結果から疾患を推定する

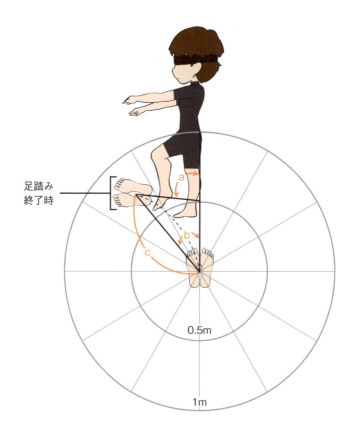

図8 動的体平衡検査（足踏み検査）

1982年の平衡機能検査の現況に関するアンケート調査では、本検査は87.5%の施設でルーチンにおこなわれているという[17]。

A：回転角、b：移行角、c：移行距離、点線：足踏み軌跡

行距離、足踏み中の身体動揺を記録する。

　100歩の足踏みで、回転角左右44度以内を正常とし、91度以上を異常とする。**一方向に偏倚し回転角が同方向に異常に大きい場合、末梢性（内耳）疾患を考える。足踏み中、身体動揺が不規則に大きな場合は中枢性（脳）疾患を考える**[17]。

(付) 重心動揺検査

　重心動揺検査は、被検者の足圧中心の動きを測定する（図9）。
　測定法は、被検者を裸足で足底の中心が検査台の基準点と一致す

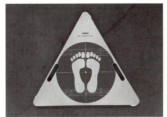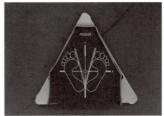

(A) 重心動揺計

ラバーなし（左）とラバーあり（右）。ラバーなしの場合、静的体平衡検査における両脚直立検査と同様、両足を揃え両足内側を接して起立する。ラバーありの場合、両足内側を接すると著しく不安定な状況になるため、前方を30度開いて起立する方がより正確なデータを得ることができる。

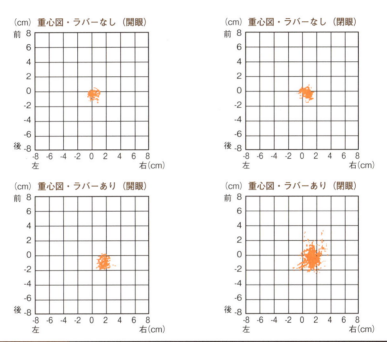

解析項目	ラバーなし		ラバーあり		ラバー比（あり／なし）	
	開眼	閉眼	開眼	閉眼	開眼	閉眼
面積	2.27	3.09	3.45	13.89	1.52	4.50 [*]
面積ロンベルグ率	1.36		4.03 [**]			
速度	1.14	1.41	1.50	4.21	1.31	2.98 [*]
速度ロンベルグ率	1.24		2.82 [**]			

[*]閉眼ラバー比　[**]ラバー Ramberg 率

(B) 重心動揺図

ラバーなし開眼を基本とし（左上）、開眼閉眼とラバーありなしの条件組み合わせにより、重心動揺の程度を比較する。動揺面積から算出したロンベルグ率は 3.09/2.27=1.36、ラバーロンベルグ率は 13.89/3.45=4.03、閉眼ラバー比は 13.89/3.09=4.50 となる。動揺速度から算出し各率または比も同様に算定する。
本症例は左めまいを伴う突発性難聴症例（左高度 CP、左聾）。発症3ヶ月後。前庭代償過程において、視覚依存度を表すラバーロンベルグ率（[**]）、体性感覚依存度を表す閉眼ラバー比（[*]）はほぼ同等であることがわかる。

図9　重心動揺検査

るように立たせる。原則として、両足内側を接し、両上肢を体側に接し自然に直立した姿勢で、開眼で1分間、閉眼で1分間動揺を記録し、動揺図、動揺面積、軌跡長、中心偏倚などを測定する。

　Romberg率は、開閉眼差で前後径、左右径、面積において閉眼／開眼の比で求める。すなわち、Romberg率は**視覚依存度**を算出することになる。したがって、Romberg陽性の場合は末梢前庭障害や体性感覚障害が疑われる。ラバー負荷検査では、重心動揺計の上に一定の厚みを持つ柔らかい素材のラバーを敷き、その上に足を揃えて起立させ、**閉眼下での動揺値のラバー負荷の有／無の比、閉眼ラバー比**を算出する。すなわち、閉眼ラバー比は**体性感覚依存度**を算出することになる。さらに、**ラバー負荷時のRomberg率をラバーRomberg率**といい、**深部感覚の関与を抑制した場合の平衡保持に対する視覚依存度**を示す。

　Romberg率の値からは中枢性疾患と末梢性疾患の鑑別を考えるが、重心動揺検査は疾患の部位診断より、疾患の病状や治療の経過を追うのに最適である。末梢疾患の急性期には、患者は起立できない。しかし、時間の経過とともに視覚入力や深部知覚入力により代償され、起立できるようになる。その前庭代償過程において、症例によって視覚入力が優位であったり体性感覚入力が優位であったりする。その優位性の数値化が、Romberg率および閉眼ラバー比である。閉眼かつラバー使用時は、間接的に前庭機能が評価できるという[18,19]。

感覚強化リハビリテーション奈良医大方式 p98, 参照

4) 眼振検査

三半規管 p12, 参照

　めまいとは他覚的に言えば、身体のバランスの崩れである。したがって、原則的には医師が患者の眼球運動、なかでも緩徐相、急速相をもつリズミックな往復運動である眼振を他覚的に捉えることは重要である。

　眼振を観察する際に、ある程度固視を排除して微細な観察を目的としたフレンツェル眼鏡（15-20Dの凸レンズの眼鏡）が、以前から用いられてきた（図10A）。最近では赤外線CCD眼鏡を使用し、暗所での眼振の詳細をモニターで観察することが主流となっている（図10B）。眼振の記録は電気眼振図検査（ENG）（図10C）の他、モニターに映し出された眼振

図10　眼振観察／記録器

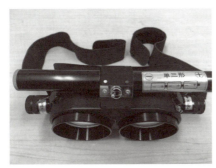
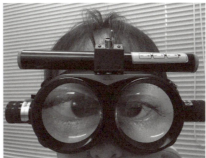

(A) フレンツェル眼鏡
　　15〜20Dの凸レンズと小型電球を備えた眼鏡で被検者の固視を排除し、眼球運動を拡大して診ることができる。

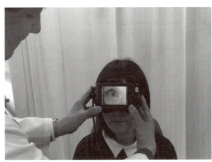
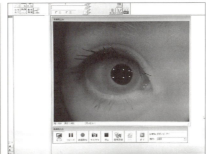

(B) 赤外線CCD眼鏡
　　赤外線の眼球による反射をCCDで感知し観察する装置で、暗所開眼時の回旋性眼振を含めた微細な眼球運動を観察出来る。装置そのものに眼球運動を映し出すタイプ(左)や、パソコン画面に映し出すタイプ(右)がある。この装置は定性的な眼振評価が主体であるが、ビデオ記録装置またはコンピュータを経由してビデオ記録することもできる。
　　日本めまい平衡医学会の診断基準委員会によると、保険診療を考慮した赤外線カメラによる頭位および頭位変換眼振検査の回数は月に4回以内程度と考えられ、めまいの診断、治療経過に本検査を施行した場合、80％以上が2回以下の検査施行となっており、その他の場合でも4回以下の施行で検査目的を達しているので、この回数が適切な検査回数としている[20]。

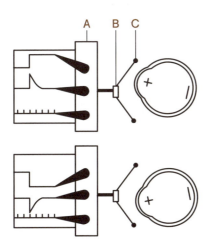

(C) 電気眼振図検査（Electronystagmography：ENG）
　　眼球は角膜がプラスに網膜がマイナスに荷電していることを利用し、眼球を挟んだ対照的な位置にあたる皮膚に電極を貼付し、電極間の電位差から眼位を記録する。眼球の動きは原波形DC波形（時定数3.0秒）で、眼球の動きの速度はAC波形（時定数0.03秒）で記録する。
　　Aの本体は増幅器でチャンネル、増幅度、時定数、ペーパー速度の調整を行う。Bは電極ボックスで、Cは電極。左側の記録器上段は原波形（DC記録）、中段は速度波形（AC記録）、下段は時間を示す。

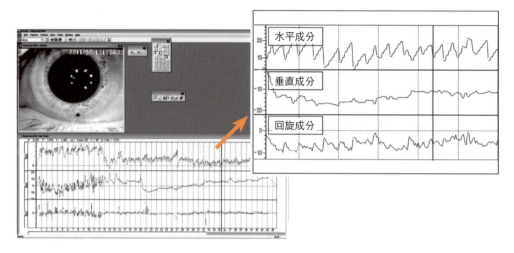

(D) ビデオ眼振計検査（Video Nystagmography：VNG または Video Oculography：VOG）

赤外線 CCD カメラとコンピュータを組み合わせることによって眼球運動を記録する。ENG と比較して眼球運動の回旋成分が記録できる、筋電図などの混入がないなどの利点がある。一方、閉眼での記録ができない、瞼裂の狭い人、人工水晶体挿入者、開眼を維持できない小児や高齢者の検査は困難である。眼振急速相記録の限界などの問題点もある。本機については現在、医療機器として認可された製品もある[21]。

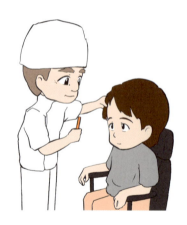

図11 注視眼振検査の実際

手技：被検者の眼前約 50cm においた検者の人差し指あるいはボールペンを注視させる。検者は他方の手で被検者の前額部あるいは下顎部を支えながら注視させた指またはボールペンを、まず正面視、次に左・右・上・下と視線を約 30°移動させて異常眼球運動、眼振を検査する。30°以上側方注視させると、極位眼振が生理的に出現するので注意する。

を動画記録することで、異なる症例の眼振の比較や同一症例の眼振の経時変化を検討できるビデオ眼振図検査(VNG または VOG)（図10D）がある。

眼振はまず、検者の指先などを注視させる**注視眼振**（図11）と、フレンツェル眼鏡下で坐位正面あるいは臥位正面を向いたときの**自発眼振**（図12）の観察が基本である。フレンツェル眼鏡下など非注視下での静的な頭位変化による眼振は**頭位眼振**で、頭位変化の動的な影響を受ける眼振も頭位眼振に含める場合が多い。急激な頭位変化、すなわち頭位変換に

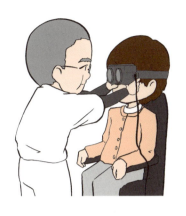

図12 自発眼振検査の実際

手技：フレンツェル眼鏡または赤外線CCDカメラを装着し固視を除いた正面視の状態で眼振を観察する。観察条件を必ず明記する。

(A) 頭位検査

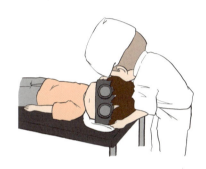

(B) 頭位変換検査

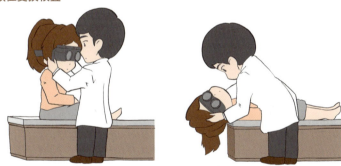

図13 頭位・頭位変換検査の実際

より生じる眼振は**頭位変換眼振**で、これらの眼振検査法の実際を簡記する。頭位眼振（図13A）は自発眼振検査と同様、固視を除いた状態で眼振を観察する。頭位の変化は3〜5秒かけゆっくり行う。仰臥位検査は図15Cに示す仰臥位正面を含む6頭位で行う。必要に応じて左右側臥位を加えることもある。坐位検査は図15Dに示す正面坐位を含む5頭位で行う。眼振発現率により坐位検査は省略されることが多い。頭位変換眼振（図13B）も同様、固視を除いた状態で眼振を観察する。頭位変換はす

BPPV p50, 参照

ばやく行う。Stenger 法は坐位から懸垂頭位へ、さらに懸垂頭位から坐位へ変換させた時の各頭位で、Hallpike 法では坐位で右（または左）へ頸部を捻った頭位から右（または左）へ頸部を捻った懸垂頭位に、さらにその逆に坐位へ速やかに変換させ各頭位で、めまい随伴、眼振の潜伏時間、減衰減少の有無を観察する（図15E）。BPPV 診断目的に行う場合、坐位から右（または左）懸垂に変換させる前に、まず坐位のまま右（または左に）頭部を捻転してから頭位変換を行う。坐位正面の位置から左右45度ずつ、10秒間に20往復の頭振後に観察できるのが**頭振り眼振**である（図14）。

眼振は各三半規管と平行した面に垂直な軸を中心として回転する眼球運動である。したがって、前半規管が矢状面と平行した面にあり、後半規管が冠状面と平行した面にあるとすると、垂直性眼振は前半規管から、回旋性眼振は後半規管から発現すると容易に理解できる。反対に前半規管が冠状面と平行した面にあると考えると、後半規管は矢状面と平行するから、垂直性眼振は後半規管から、回旋性眼振は前半規管から発現する。しかし、実際の前後半規管は矢状、冠状両面の中間に位置するから、前後両半規管は常に垂直、回旋混合性眼振を生じる。もっとも、実際の臨床の場では、例えば上半規管裂隙症候群のような前半規管の疾患で垂直成分が著明に現れ、後半規管由来の BPPV では回旋成分の著しい眼振をみるような場合もある。外側半規管と水平面の関係は変わらないから外側半規管からは水平性眼振を生じる。一側の三半規管すべての障害では、眼球は患側に回旋・偏倚し、健側向き水平回旋混合性眼振を生じる。眼振の記載法は図15のA, B, C, D, E に示す。

眼振の種類から病巣部位を推定するのはそれほど単純なことではないが、次の3つのポイントを押さえると理解しやすい。**第1**は裸眼注視時の注視眼振とフレンツェル眼鏡下の自発眼振との強弱関係である。小脳を中心とした中枢前庭機構が健全であれば、固視時に眼振は通常抑制される。すなわち、**注視眼振＜自発眼振であれば末梢性（内耳）疾患由来、注視眼振＞自発眼振であれば中枢性（脳）疾患由来**と考える。筆者のかつての任地の市中病院救急外来のめまい疾患研究から、注視眼振所見を有する場合、中枢由来の危険なめまいである確率が有意に高まることがわかった[4]。

第2は頭振り眼振の有無である。左右の内耳機能に大きな差が存在すれば、フレンツェル眼鏡下で健常側向きの自発眼振が観察される。左右差が僅かであれば、赤外線フレンツェルをもってしても観察されない場

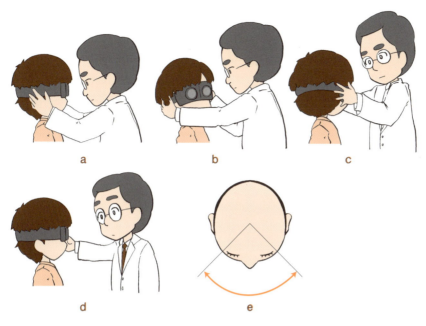

a〜d：頭振りの実際　e：頭振りの振幅を示す

図14　頭振り検査の実際
患者を椅子に座らせ、フレンツェル眼鏡を装着させる。坐位正面の位置から左右45度ずつ、10秒間に20往復の頭振（a,b,c）（頭振中は閉眼とする）直後に眼振（d）を観察すると、健常側向きの頭振り眼振が観察されることがある。潜在していた内耳機能の左右僅差が蓄積放出されるためで、これによって内耳疾患由来であることと、その罹病側が診断される。眼振誘発率は水平方向頭振りの方が垂直方向のそれより良好であるが、中枢疾患が予測される場合は垂直方向頭振り検査も追加する。ただし、いずれの場合も高度な高血圧、頸椎異常患者には避けた方が良い。

頭振り検査と似ているがvHITとはp44,参照

合がある。その場合、**頭振り眼振を観察すると、健常側向きの水平回旋混合性眼振が観察されることがきわめて多い。これは、潜在していた内耳機能の左右僅差が蓄積放出されるためであり、内耳疾患由来であることと罹病側の推定に役立つ**（図14）。

　第3は、眼振の種類の姿勢による変化や経時的変化の有無である。急性のめまい症状で患者が担ぎ込まれてきたとき、医師は腕組みや後ろ手を組みながら患者の眼振を観察していてはいけない。両手で支え、側臥位、臥位懸垂後屈、坐位など、患者にいろいろな姿勢をとらせる必要がある。あとでも触れるが、急性めまい患者の姿勢を変えると、めまい症状や悪心嘔吐が激しくなるゆえ、まずは患者本人や付き添いの家族に十分に説明してから眼振検査を始める。**患者の姿勢を変化させることで、右向き**

図15　眼振の種類と記載法

眼振なし	○	垂直性眼振	↓
眼振存在・方向ともに疑わしい	⟲	回旋性眼振	↷
小打性眼振左向水平性眼振	→	斜行性眼振	↘
中打性眼振	⇒	水平・回旋混合性	⇌
大打性眼振	⟹	ときに垂直、ときに斜行	↓↘
低頻打性眼振	→→	ときに水平、ときに回旋	⇌
中頻打性眼振	→→→	垂直性が斜行性に移行	↓₊
頻打性眼振	→→→→	水平性振子様	↔

(A) 眼振の記載法
　眼振打性の大きさ、頻度と方向を示す。方向は眼振急速相の方向で、患者に向かい合った検者の見た方向をそのまま用紙に記載する。

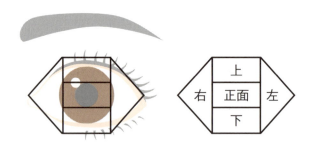

(B) 注視眼振の記載法
　上図に示した位置での注視眼振を右図の枠内に記載する。

から左向きなど眼振の方向を変化させることはあっても、**水平性から垂直性など眼振の種類を変化させるようであれば、内耳疾患由来では説明できない**（図16A）。また、**経時的に眼振の種類が変化しても、中枢性疾患由来ということになる**（図16B）。内耳疾患である良性発作性頭位めまい症（BPPV）でも、剥離した耳石が姿勢や経時で迷入する半規管を変えれば、眼振の種類を変える可能性は否定できないが、例外的事項とした方が理解しやすい。

　最後に垂直性眼振について補足したい。よく学生や若手医師がもっている簡易参考書を見せてもらうと、「垂直性眼振を見たら中枢性めまいを疑え」とある。前庭－半規管を含む内耳に垂直性眼振をおこすフォーカ

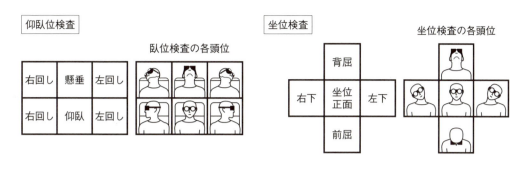

(C) 頭位(仰臥位)眼振記載法　　(D) 頭位(坐位)眼振記載法

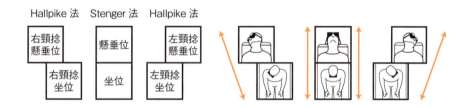

(E) 頭位変換眼振記載法

スのあることは想定されている。ただ、そのような特異的病変をきたすことは、日常診療において非常に稀には違いない。一方、脳幹−小脳病変では反重力方向あるいは重力方向の垂直性眼振、すなわち立位や坐位では上眼瞼向きあるいは下眼瞼向き垂直性眼振を認めることが多々ある。このような確率論を踏まえて考えると、「**垂直性眼振を見たら中枢性めまいを疑え**」は正しい。しかし決して、「垂直性眼振は中枢性眼振である」と断定はできない。実際、末梢性疾患で垂直性眼振が観察されたとする報告も散見される[22,23]。

(a) フレンツェル眼鏡下

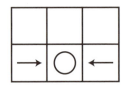

(b) フレンツェル眼鏡下

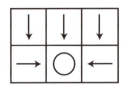

(c)

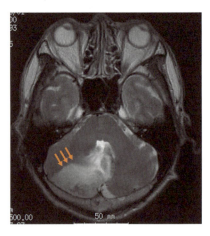

(A) 症例1

(a) 臥位正面および右回し左回し頭位のみの方向交代性上行性（背地性）眼振所見からは、外側半規管型クプラ結石症のように思われた症例だが、(b) 臥位懸垂後屈頭位で下眼瞼向き垂直性（背地性）眼振を認め、中枢性病変が疑われた。(c) 同日の頭部MRIより、小脳梗塞（矢印）と確定診断された。

(a) 第1病日

注視眼振　　　　フレンツェル眼鏡下

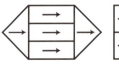 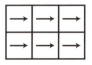

(b) 第3病日

注視眼振　　　　フレンツェル眼鏡下

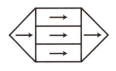 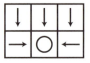

(c) 第3病日

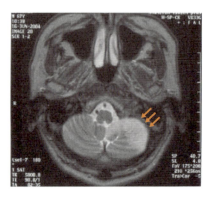

(B) 症例2

(a) 第1病日に注視、非注視下でいずれも左向き方向固定性水平眼振を認め、右前庭神経炎と思われた症例だが、(b) 第3病日には臥位で方向交代性上行性（背地性）、懸垂後屈位で下眼瞼向き垂直性（背地性）眼振に変化し、中枢性病変が疑われた。(c) 第3病日の頭部MRIより、左小脳梗塞（矢印）と確定診断された。

図16　中枢性めまい診断における姿勢変換・経時観察の重要性

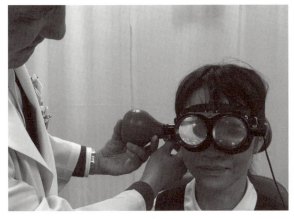
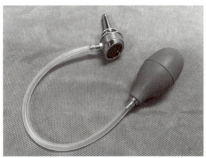

図17　ポリッツェル球による圧刺激（瘻孔症状）検査の実際（左）とブリューニング拡大耳鏡（右）

ポリッツェル球（左）を外耳道に密着させ、ゆっくり加圧・減圧を行い、フレンツェル眼鏡下に眼振の有無を観察する。同時に検査直後の患者の症状、動揺にも注意を払いたい。眼振の観察された多くの場合、加圧により同側、減圧により反対側に向く水平性眼振を示し、外側半規管に瘻孔があると考えられる。ブリューニング拡大耳鏡（右）を使用する場合もある。

5） 圧刺激検査（瘻孔症状検査）

内耳骨包に欠損（瘻孔）が生じ、そこに圧力が加わるとめまい（瘻孔症状）が生じる。本検査は、めまい患者のうち瘻孔の存在が予測される場合に行う。方法は患者を椅子に座らせ、ポリッツェル球を外耳道に当てて加圧、減圧する（図17）。この際、めまいの有無を問診するとともにフレンツェル眼鏡で眼振の有無を観察する。検査を繰り返すと眼振が減衰するので、最初の観察が大切である。本検査で陽性と出た場合はすべて病的で、検査側の障害である。瘻孔症状は真珠腫性中耳炎によるものが多いが、スキューバー・ダイビング、重量物運搬などによる外リンパ瘻もある。内耳梅毒など内リンパ水腫関連疾患では、瘻孔が存在しないにも関わらず圧眼振のみられることもある。これは仮性瘻孔症状（Hennebert sign）と呼ばれ、減圧時に出現しやすい。瘻孔症状検査には圧刺激検査の他、鼓室内に漏出した外リンパ特異蛋白 CTP などを採取確認する報告もある。

外リンパ瘻 p66、参照

6） 聴力検査

純音聴力検査は耳鼻咽喉科の最も基本的な検査の一つであり、耳鼻咽

喉科を標榜する診療所であれば、容易に検査可能である。加速度（直線および回転）を感受する部位と音を感受する部位は、内耳では前庭と蝸牛で非常に隣接しているが、前庭神経核と蝸牛神経核はそれぞれ脳幹背側と脳幹外側、さらに大脳皮質で加速度を感受する領域と聴覚野はまったく異なる位置にあり、両者は末梢から中枢に進むにしたがい離れていく。このことからも、**めまいに難聴が随伴すれば内耳病変の可能性が高く、めまいに難聴が随伴しなければ、BPPV、前庭神経炎、前庭型メニエール病などを除いては内耳病変と断定できない。**

誤診しやすい疾患2）
メニエール病と耳硬化症 p85, 参照

基本的にめまいに随伴する難聴は感音難聴である。しかし、耳硬化症では徐々に伝音難聴ときに混合性難聴が進行し、めまい感が増悪する。この伝音難聴は低音障害型であり、両側性に進行する場合がある。低音障害型の感音難聴が、両側性に進行するメニエール病と慎重に鑑別する必要がある。（図18）

SSCD p67, 参照
前庭水管拡大症 p68, 参照

内耳骨包に元来存在する前庭窓と蝸牛窓という二窓以外に内耳瘻孔による第三窓が存在すると、前庭窓から進入した気導波の一部が前庭階側から内耳瘻孔に抜けるため、低音域の気導聴力閾値は上昇し、stiffness curve を描く。一方、前庭階側に伝わる骨導波は内耳瘻孔のため減弱し、鼓室階側に伝わる骨導波は内耳瘻孔の影響を受けないので、両外リンパ腔のコンプライアンスに通常より大きな差が生じるため、骨導聴力閾値は低下する。このように、**見かけ上生じる低音域の大きな気骨導差を、第三の内耳窓効果と呼ぶ**[24,25]。この仮説により低音域に気骨導差が生じる疾患として、上半規管裂隙症候群、前庭水管拡大症が挙げられる（図19）。

語音明瞭度検査結果が純音聴力検査結果に比べて悪い症例は、言葉を判別するのは中枢の役割なので、中枢病変を疑う必要がある。

7） 温度刺激検査 (付) visual suppression test: vs test

外耳道に最も近接している外側半規管に、外耳道側から温度刺激を加えて迷路機能を測定する検査である。回転刺激による検査と異なり、左右の半規管能を個別に検索できる点が優れている。冷温交互刺激が標準的だが、温刺激を省略する場合も多い。

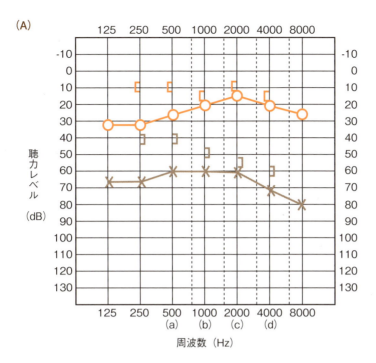

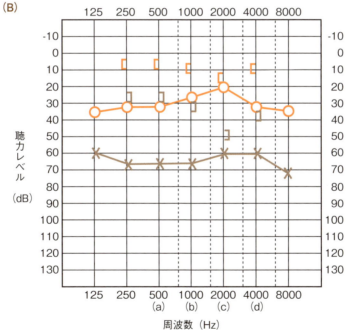

図18 両側メニエール病と両側耳硬化症の紛らわしいオージオグラム

(A)メニエール病は低音障害型感音難聴、(B)耳硬化症は低音障害型伝音難聴を呈すると考えられる。しかし時として両者とも、両側低音域に混合性難聴を来たし、めまいを伴うことがあるので鑑別に注意を要する。メニエール病における低音域の気骨導差の原因は、内リンパ圧の上昇でアブミ骨の可動性が悪くなることによると説明されている。耳硬化症では 2kHz の骨導閾値の上昇、いわゆる Carhart's notch が見られることがある。

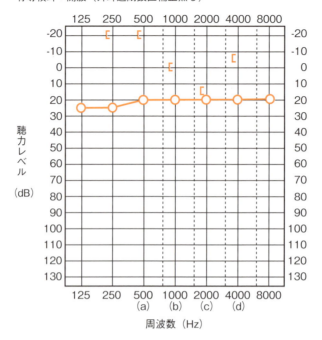

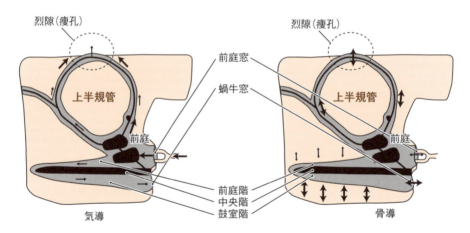

図19 上半規管裂隙症候群における純音聴力の低音域気骨導差と第三の内耳窓効果仮説の模式図

(A) 右上半規管裂隙症候群の純音聴力所見。低音域に著明な気骨導差を認める。
(B) 迷路骨包に前庭窓と蝸牛窓以外の内耳瘻孔による第三の内耳窓が存在すると、前庭窓から進入した気導波の一部が前庭階側から内耳瘻孔に抜けるため、低音域の気導聴力閾値は上昇する（気導）。一方、前庭階側に伝わる骨導波は内耳瘻孔のため減弱し、鼓室階側に伝わる骨導波は内耳瘻孔の影響を受けないので、両外リンパ腔のコンプライアンスに通常より大きな差が生じるため骨導聴力閾値は低下する（骨導）。このため見かけ上、低音域に大きな気骨導差を生じる。

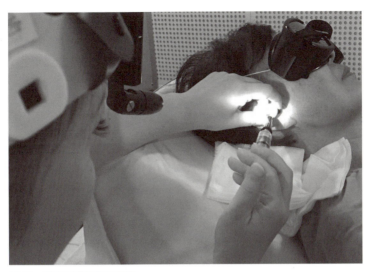

図20 温度刺激検査の実際
三角枕を用いて仰臥位ヘッドアップ30度させての右耳注水の実際。外耳道から鼓膜にかけてを観察しながら注水する。外耳道からこぼれた水は前もって耳介付近に置いたガーゼに吸収させるか膿盆で受けると良い。

1 冷温交互刺激検査

　方法は図20に示すように頭部を仰臥位30度前屈とし、20ml、10秒間、30度・44度の冷水・温水を5分以上の間隔を置き左右の耳に注水する。検査前に外耳道から鼓膜にかけての病変の有無を確認し、検査中も注水がうまくできているか観察する。生じた眼振をフレンツェル眼鏡下で観察する場合は、眼振の潜伏時間、持続時間を記録する。ENG測定の場合は遮眼下で行い、潜伏時間、最大緩徐相速度を記録し、それらの数値を左右耳につき比較する。

　冷温交互刺激で、CP（一側反応低下：canal paresis）、DP（眼振方向優位性：directional preponderance）の判定は次の算出法で求める。

　CP％＝〔(右耳の反応)－(左耳の反応)／総反応量の和〕×100

　DP％＝〔(右向き眼振)－(左向き眼振)／総反応量の和〕×100

　CP％、DP％の左右差が20％未満であれば陰性、25％以上であれば陽性、その間であれば疑陽性とする。冷刺激のみの場合、眼振最大緩徐相速度が10度/秒を目安にする。

　検査の結果得られたCP、DP所見は、左右の外側半規管から上前庭神経を経由し、それより中枢前庭系を含めた機能を反映する。したがって、固視抑制の有無を合わせて検索することで、脳幹前庭神経核および小脳

外側半規管は膨大部を上にした垂直位にある。冷刺激では反膨大部稜内リンパ流を、温刺激では向膨大部稜内リンパ流を生じ、前者では非注水耳向き、後者では注水耳向き眼振を生じる。P13，参照

の機能異常を除外する必要がある。**CP 陽性かつ固視抑制正常範囲であれば、当該側の外側半規管または上前庭神経の機能低下と診断する**。DP は左右迷路系の非対称（眼振準備状態）を示す。

2 その他の検査法

エアー・カロリック検査は、水を使う代わりに冷却または加熱した空気を使う。検査法などは注水法に準ずるが、細部にわたっては多少の相違点もある。

（付）visual suppression test : vs test

暗所開眼下で温度刺激眼振を解発し、ほぼ最高になったところ（この眼振緩徐相速度を a とする）で光をつけ、眼前 50cm においた検者の指先を注視させる（この眼振緩徐相速度を b とする）と、固視抑制（VS）は 100 ×（a-b）/ a％となる。VS が 66 ± 11％を正常、VS10 〜 40％を減少、10％以下を消失とする（図 21）。

8）画像検査

めまい患者に対してまず問診とルーチン検査を行った上で、脳血管病変、脳腫瘍などの中枢病変を疑う場合は MRI・MRA による画像診断を行い、頸部を含めた椎骨脳底動脈の走行を確認することも重要である。一方、「ラクナ梗塞が見つかる」、「第 8 脳神経に前下小脳動脈が接している」、「椎骨動脈の左右差が確認される」、という場合には、それがめまいの原因か否かの判断は慎重でなければならない。あくまでも、**神経学的所見、神経耳科学的所見との兼ね合いで結論を導く**（図 22 A）。

中耳、内耳の病変を知るために CT および MRI を撮ることがある。例えば、めまいの原因となる中／内耳奇形などを検出のための thin スライスでの CT 使用である（図 22 B）。また、メニエール病の組織マーカーである内リンパ水腫は、以前は剖検例でしか確認できなかった。しかし

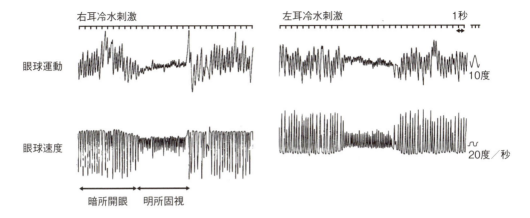

図21　visual suppression test の ENG 記録
　　　冷水刺激により誘発された温度刺激眼振は、左右とも明所固視時に良好に抑制されている。

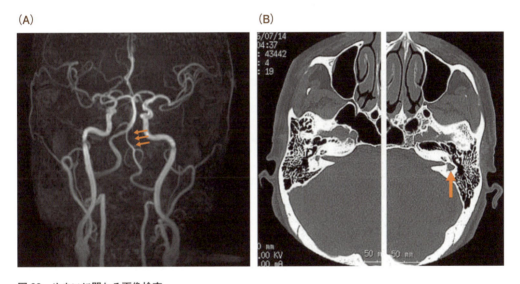

図22　めまいに関わる画像検査
　　　(A) MRA による椎骨脳底動脈狭窄症例。左椎骨動脈が右に比べ明らかに狭窄している。
　　　(B) 中内耳 CT による内耳奇形症例。左外側半規管付近の嚢状化所見から、Mondini 奇形と診断される。

ながら、内リンパ水腫の確認を生体で行う努力が行われ、動物における MRI 実験などを経て[26]、ガドリニウム造影下で 3Tesla-MRI、3D-Flair 法を用いることで、ヒト内リンパ系の精密な撮影が可能となった[27]。これよりメニエール病の内リンパ水腫を直接描出できるようになったが、**水腫形態と臨床症状の齟齬例についてはさらなる柔軟な検討、検査技術の開発が求められている**[28,29]。

内耳造影 MRI 検査
p42, 参照

図23 VEMP検査の実際

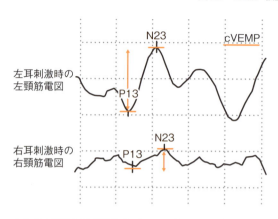
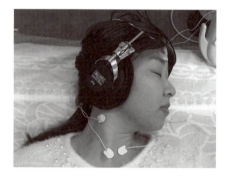

(A) 前庭誘発頸筋電位検査（cVEMP）の記録（右気導刺激時の右頸筋電図振幅低下）と
実際（右耳刺激・右頸筋記録時の右電極貼付位置と左頸部捻転維持）

cVEMP（気導）の記録波形と検査の実際を示す。
　検者は被検者の頸部を記録側とは逆方向に捻転させ、記録側の胸鎖乳突筋を緊張させるよう努める。記録電極は両側の胸鎖乳突筋表面の皮膚に左右対称に一組ずつ貼付する。刺激はヘッドフォンから一側耳にクリック音を与える。刺激音圧は 120-135dabpSPL に設定し、持続時間が 0.1msec、刺激頻度は 5Hz、解析時間は 100msec、加算回数は 100-250 回と設定する。胸鎖乳突筋の緊張を維持するためには、頭部を仰臥位から少し挙上すると良い。
　判定基準は刺激開始から 30msec 以内に陽性波、陰性波の順で 2 相性の波形が刺激耳と同側の胸鎖乳突筋に貼付した電極から記録される。各波頂点潜伏時の平均がそれぞれ約 13msec、約 23msec であるため、P13、N23 と呼称される。判定には P13-N23 波頂間振幅の左右比（asymmetry ratio：AR）、P13 および N23 の頂点潜時が用いられる。AR％ =100 ×（AL-AS ／（AL+AS）から求める。AL は P13-N23 間の振幅の大きい方（健側）、AS は同じく小さい方（患側）の振幅を示す。正常値は各施設において設定する。前庭頸反射弓（球形嚢・下前庭神経－頸反射弓）の機能障害診断。潜時の延長の場合は、後迷路あるいは脳幹の障害についても注意する必要がある。
　本症例では右球形嚢－下前庭神経の機能低下が示唆される。

9) 前庭誘発筋電位検査 VEMP
(vestibular evoked myogenic potential)

耳石器 p12, 参照

　VEMP には cVEMP と oVEMP とあるが、いずれも音刺激を与えて行う前庭機能検査である[30]。cVEMP の刺激音投射経路は球形嚢から下前庭神経、前庭神経核、同側胸鎖乳突筋であることがわかっている。検査法は一側耳にヘッドホーンから巨大クリック音を加算投与し、2 組の電極を各々接着して得た左右の胸鎖乳突筋筋電図を計測する。**刺激耳と同側の胸鎖乳突筋**に貼付した筋電図の P13-N23 の波形から、**刺激側の球形嚢～下前庭神経**の機能を評価する（図23A）。
　oVEMP の刺激音投射経路は卵形嚢から上前庭神経、前庭神経核、対側外眼筋であることがわかっている。本法では、気導クリック音では健常

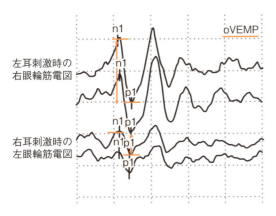 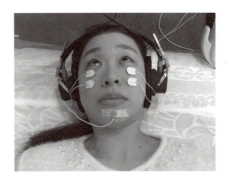

(B) 気導前庭誘発眼筋電位検査（oVEMP）の記録（右気導刺激時の左眼輪筋電図振幅低下）と実際（左右電極貼付位置と眼球上転維持）

気導 oVEMP の記録波形と検査の実際を示す。
検者は被検者の両側眼球下の外眼筋を緊張させるため、指先などで誘導し上転した状態を維持するよう努める。記録電極は両側眼球下の外眼筋表面の皮膚に左右対称に二組ずつ貼付する。
cVEMP が刺激耳と同側頸筋電図の P13-N23 波形から刺激側の球形嚢－下前庭神経機能を評価するのに対して、oVEMP は刺激耳と対側外眼筋電図の n1-p1 波形から刺激側の卵形嚢－上前庭神経機能を評価する。
本症例では右卵形嚢－上前庭神経の機能低下が示唆される。

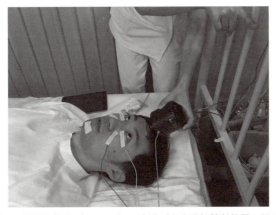

(C) 骨導前庭誘発眼筋電位検査（oVEMP）の実際（左右電極貼付位置と眼球上転維持）

骨導 oVEMP の検査の実際を示す。
前頭部からの骨導刺激の方が、気導刺激よりはっきりした波形が得られることが多い。
検者は被検者の眼球を指先などで誘導し、上転した状態を維持するように努める。

者でも反応の出現率が低いため、被験者にトーン・バーストの気導刺激（図23B）、あるいは骨導刺激を付加している（図23C）。**刺激耳と対側の眼球下外眼筋**に貼付した筋電図を計測することで、n1-p1 波形から**刺激側の卵形嚢～上前庭神経**の機能を評価する。

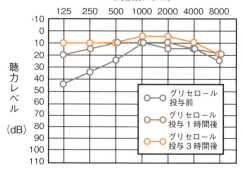

図24 グリセロール検査
右メニエール病。右グリセロール検査陽性。判定法は表5を参照。

表5 グリセロール検査

方法	被検者には予め絶食させる。純音聴力検査直ちに1.3g／kgのグリセロールに同量の精食水を加え服用させる。50％グリセロール含有液（アミラック）使用の時は2.6g／kgとなる。3時間安静（横臥）の後、再度聴力検査を行う。検者は同一であることが望ましい。
判定	閾値が検査後で、2つ以上の周波数について10dB以上の改善を見た時は、本検査陽性とする。3周波数（250, 500, 1000Hz）で平均5.0dB、1周波数について10dB以上の改善を示した時は疑陽性とする。
禁忌	急性硬膜下・外血腫の予想される患者、高度の糖尿病患者、血圧変動の激しい患者、腎不全患者など。
意義	蝸牛症状が反復消長すること（厚生省特定疾患メニエール病調査研究班）昭和49年度研究報告書p5）の曖昧な場合、これを補完する。本検査はメニエール病、梅毒性内耳炎の水腫があると考えられている疾患群の45-55％に陽性を示すが、水腫の存在が考えられていない疾患群では陽性を示さない。従って本検査が陽性であることは、強くないリンパ水腫の存在を示唆する。しかし聴神経腫瘍で陽性を示すという報告がある。
備考	グリセロール静注などの変法があるが成績はほぼ同様である。

厚生省特定疾患前庭機能異常調査研究班 1989

10) メニエール病推定検査

メニエール病の診断 p58, 参照

ここではまず、広く行われているグリセロール検査、フロセミド検査、蝸電図検査、画像検査を述べる。

1 グリセロール検査

利尿剤グリセロールの内服もしくは点滴静注前後の聴力変化から内リンパ水腫を推定する検査である[31]（図24、表5）。**メニエール病の本検査**

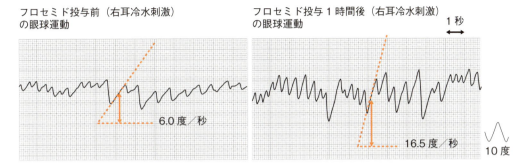

図25 フロセミド検査
右メニエール病。右フロセミド検査陽性。判定法は表6を参照。

表6 フロセミド検査

方法	平均750mlの利尿があるので絶食の必要はない。30℃（44℃）、50ml、20秒の温度検査を両耳について行い、温度眼振の最大緩徐相速度を測定する。ついでフロセミド20mg、20mlを静注、1時間後に同様の検査を行う。
判定	1時間後の眼振緩徐相速度が静注前のそれの10％以上増加する場合、本検査陽性とする。
禁忌	アミノ配糖体薬剤使用中の患者、その他グリセロール試験のそれに準ずる。
意義	本検査はメニエール病、遅発性内リンパ水腫、梅毒性内耳炎の水腫が考えられている疾患群の50〜90％に陽性を示し、内リンパ水腫を示唆するが、水腫の存在が考えられていない疾患群についても6％以下であるが、陽性例がある。
備考	フロセミド投与前後の反応を振子様回転検査、台形方式検査、VOR検査で見る変法があるが、この場合の成績もほぼ同様である。

厚生省特定疾患前庭機能異常調査研究班 1989

陽性率は約50〜60％である。

2 フロセミド検査

　フロセミド検査は半規管とくに外側半規管の水腫を評価する検査で、フロセミド静注前後に温度刺激検査を行い、眼振最大緩徐相速度改善の有無から内リンパ水腫を推定する検査である[32]。**メニエール病の本検査陽性率は約70〜80％である。**その他、フロセミド投与前後の反応をみるために、振子用回転検査、台形方式回転検査、回転検査を使用することもあるが、成績はほぼ同様である（図25、表6）。

(A)

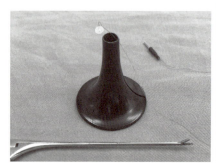
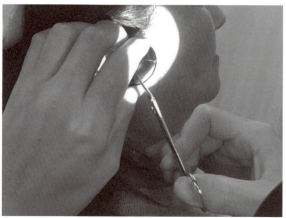

(B)

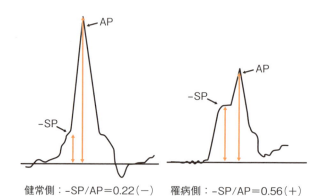

健常側：−SP／AP＝0.22（−）　　罹病側：−SP／AP＝0.56（＋）

図 26　蝸電図検査の実際

(A) 鼓室外誘導法による蝸電図検査の実際。小電極を右（左）外耳道後壁に留置する際には、スリットのある耳鏡と右（左）開きの耳科用鉗子を使用すると便利である。

(B) 健常側耳と罹病側耳の蝸電図記録。罹病側で -SP／AP の増大を示し、水腫の存在が示唆される。判定法は表 7 を参照。

3 蝸電図検査（ECoG）

蝸電図検査には鼓室内誘導法、鼓室外誘導法があるが、侵襲の少ない鼓室外誘導法の行われる場合が多い。-SP／AP 振幅比の増大から内リンパ水腫を推定する検査である[33]。メニエール病の本検査陽性率は約 60〜70％である（図 26、表 7、表 8）。

4 グリセロール負荷 VEMP 検査、フロセミド負荷 VEMP 検査

耳石器の水腫を評価するために、グリセロールあるいはフロセミド投与前後の cVEMP や oVEMP の反応改善をみる。

表7 蝸電図検査（ECoG）

方法	鼓室外誘導による蝸電図検査では、クリック音刺激を用いることが望ましい。刺激間隔は順応の生じぬ100msec前後、音圧は80dBHL.前後とし、SP／APを求める。
判定	SP／APは0.40前後以上を陽性とする。この数字は諸条件により多少変わるので各施設で予め正常範囲を決めることが望ましい。
意義	本検査はメニエール病、梅毒性内耳炎などの水腫の考えられている疾患の約60％に陽性を示し、内リンパ水腫を示唆するが、水腫の存在が考えられていない疾患群においても10－20％程度の陽性率を示す。
備考	鼓室内誘導法、鼓室外誘導法、刺激法により多少の相違はあるが、内リンパ水腫を推定する上での著しい差は認めない。

厚生省特定疾患前庭機能異常調査研究班 1990

表8 めまい・難聴疾患に対する蝸電図検査成績[34]

疾患名	症例数	異常―SP	移行型―SP	正常―SP
メニエール病	164	108	21	35
蝸牛型メニエール病	19	10	2	7
梅毒性内耳炎	8	4	1	3
突発性難聴	21	8	1	12
前庭型メニエール病	31	1	4	26
めまい症	22	0	2	20
感音性難聴	48	4	7	37
耳鳴症	9	0	1	8
頭部外傷	5	2	0	3
小脳橋角腫瘍	6	4	0	2
SM, KM難聴	3	0	0	3
耳硬化症	3	0	0	3
中耳炎（めまい）	3	0	0	3
前庭神経炎	2	1	0	1
脳血管障害	2	0	0	2
良性発作性頭位めまい	2	0	0	2
ベル麻痺	1	1	0	0
ハント症候群	1	0	0	1
Parkinsonism	1	0	0	1
原田氏病	1	0	0	1
脊髄小脳変性症	1	1	0	0
聴覚過敏	1	0	0	1
計	354	144	39	171

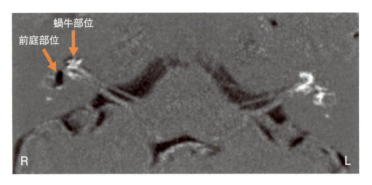

図 27　内耳造影 MRI 検査
右メニエール病の内耳造影 MRI 検査所見。右内耳の蝸牛部位および前庭部位に造影欠損像を認め（矢印）、右内リンパ水腫の存在が示唆される。一方、左内耳は全体が良好に造影されており、内リンパ水腫存在の可能性は否定的である。

表 9　内耳造影 MRI 水腫判定基準 [35,36]

	判断基準
蝸牛水腫	蝸牛軸付近の水平断を使用し、基底回転を中心に観察、蝸牛管断面積が前庭階外リンパの断面積を超えた場合に「著明」とする。ライスネル膜の位置に変移があり、蝸牛管の拡張がみられるが、蝸牛管の断面積が前庭階外リンパの断面積を超えない場合に「軽度」とする。
前庭水腫	前庭が最大面積となるスライスを中心に評価する。内リンパ断面積が全前庭の 1／2 を超えた場合を「著明」とし、内リンパ断面積が全前庭の 1／3 より大きく、1／2 以下である場合を「軽度」とする。

5　内耳造影 MRI 検査

　内リンパ水腫は、画像診断の項で述べたガドリニウム鼓室内投与[35]あるいは静脈内投与[36]による内耳造影 MRI によって、**メニエール病の内耳で 80％以上に検出**できる（図27）。ただ、剖検例でも指摘されていたように、健常例においても 10％程度認められる。内リンパ水腫の判定基準には、名古屋大学・長縄らの提唱する 2 次元画像の読影によるもの[35,36]が用いられている（表9）。

　メニエール病の内リンパ水腫の程度は罹病期間が進むにつれ高度化するが[37]、部位別では耳石器、蝸牛、半規管の順に強い。この水腫陽性率は、球形嚢、蝸牛、卵形嚢、半規管の順に高いとする剖検例の報告とほぼ一

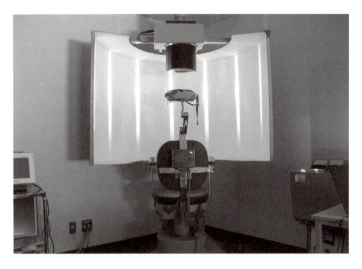

図 28　回転刺激検査および視運動性眼振検査
　　両検査装置には各種あるが、本図では電動式回転椅子上に Jung 型視運動刺激装置が固定されている。したがって一方を作動させなければ、回転刺激検査、視運動性眼振検査（等加速減速法または等速度法）を同一の椅子に座った被検査者に対し個々におこなうことができる。必要あれば等（加）速度視運動刺激と椅子の等（加）速度回刺激を、同時に任意の組み合わせで与えることもできる。滋賀医科大学・清水猛史先生ご提供。

致するが[38]、前述の神経耳科学的な水腫評価成績とは解離する部分が少なくない。メニエール病と内リンパ水腫との関連には未知の残された部分が多々あり、神経耳科学的に水腫検査の持つ意味を再検討する必要があるかもしれない。

11）その他の神経耳科学的検査

1 回転刺激検査と視運動性眼振検査

　回転刺激検査（図 28）は、被検者に回転角加速度を負荷し、前庭眼反射 vestibulo-ocular reflex（VOR）によって生じた回転後眼振を測定し、外側半規管の動的な反応性をみる検査である。方法は、遮眼した被検者の頭部を前屈 30 度に固定し、回転イスの中央に座らせ、イスを回転させることで生じる眼振を記録分析する。回転法には Barany 式、クプロメトリーなどがある。Barany 式では、閉眼で 20 秒間に 10 回転し、急速に停止させる。直後に開眼させ、フレンツェル眼鏡下で眼振持続時間、眼振数を測

定する。5分後に同様の方法で反対方向にイスを回転し、生じた眼振を測定する。眼振持続時間が左右差9秒以上、持続時間10秒未満で異常とする。この方式では、右回転開始時は右外側半規管が刺激され右向き水平性眼振が誘発され、右回転停止時は左外側半規管が刺激され左向き水平性眼振が生じる。したがって、右回転後は主として左の、左回転後は主として右の外側半規管の機能を知ることになる。クプロメトリーでは、椅子回転初期の外側半規管刺激を減ずるため、回転を0.5°/sec² 程度の低角加速度で開始する。温度刺激検査は、左右の半規管能をきわめて選択的に検索できる点で回転刺激検査より優れているが、静的半規管能の回復過程しか観察することができない点で劣る。めまい患者が最終的に困るのは、日常生活中の頭部運動や体動時に誘発されるめまい感、動的代償不全である。本検査では動的代償の経過を観察できる利点がある。

　視運動性眼振検査（図28）は、視運動刺激による眼振を記録し、臨床診断に役立てるものである。いずれも電動式であるが、Ohm型（大円筒型）、Jung型（半円筒投影型）を使用する。刺激法には、等加速減速法（Optokinetic Pattern Test：OKP検査）と等速度法とあるが、一般には前者が用いられる。4°/sec² の等角加速度で160°から180°まで加速し、ただちに4°/sec² の等角加速度で減速し、視野の左回り、右回りで右向き、左向きの視運動性眼振をENGで記録する。内耳障害は眼振の左右差として現れ、小脳・脳幹障害では緩徐相の上昇がみられない。

2 偏中心性回転検査

　回転検査の被験者は、通常回転椅子の中心に位置するが、アームを用いて中心から少し前方に迫り出した位置に置くと遠心力以外に回転接線方向の力が生まれる。これを偏中心性回転検査（eccentric-VOR）と呼び、卵形嚢機能検査と位置付けられている[39]。

3 video Head Impulse Test（vHIT）

　外側半規管から上前庭神経の機能を評価する簡便な検査である。被検者に固定した一点を注視させ、医師が両手で被験者の頭部を保持しつつ、左あるいは右に素早く振ったときの眼位の戻りを観察する。障害側への頭振り時に眼位の戻りが拙劣となるため、眼位を補正するための急速眼球運動（catch up saccade：CUS）が生じる。これを確認したとき、同側の半規管麻痺（CP：canal paresis）と判定する（head impulse test：HIT）[40]。しか

外側半規管膨大部は鼻側にある。回転開始時には、回転側耳半規管に、向膨大部稜内リンパ流を生じ、回転側向き眼振を、回転停止時には、反回転側耳半規管に、同様の内リンパ流を生じ、反回転側向き眼振をきたす。

vHITと似ている頭振り検査とはp25, 参照

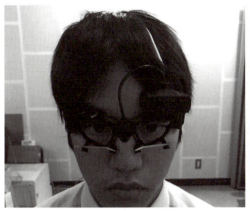
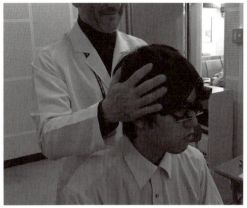
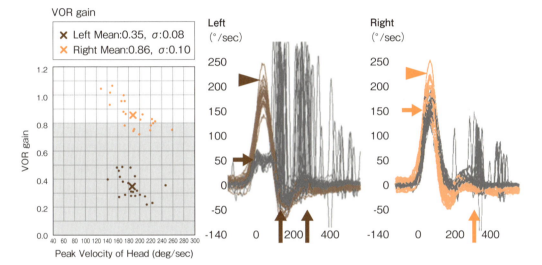

図 29 video Head Impulse Test（vHIT）の実際

ハイスピードカメラ、頭部運動を記録する加速度センサーをセットしたゴーグル、vHIT 用ソフトをインストールした PC からなる。まず、ゴーグルを装着した被検者を椅子に座らせ、キャリブレーションを行う。ついで、HIT と同様に固定指標を注視させ、頭部を急速に回転させる。判定は計算法にもよるが、回転側で VOR gain（眼球速度／頭部回転速度）の平均値が 0.8 未満で CUS を認める場合、同側に CP ありと判定する[43,44]。

症例：左 CP を有する左前庭神経炎症例の結果を示す[43]。中央図は頭部左回転時の頭部運動速度（茶色矢頭）と眼球運動速度（茶色矢印）、右図は頭部右回転時の頭部運動速度（橙色矢頭）と眼球運動速度（橙色矢印）を示す。頭部運動速度の上方向は頭部回転方向を、眼球運動速度の上方向は反頭部回転方向を表す[注1]。VOR ゲインは中央図と右図の水平矢頭と水平矢印の高さの比からも推計できるが、左図から頭部左回転時 0.35（茶色×印）、頭部右回転時 0.86（橙色×印）。CUS は頭部左回転時の左側茶色垂直矢印（covert saccade[注2]）と右側茶色垂直矢印（overt saccade[注3]）で示される。頭部右回転時に橙色垂直矢印に見られる saccade は頭部回転最大速度より明らかに小さく CUS とは取らないから、本症例は左 CP ありと判定される。埼玉医科大学・池園哲郎先生ご提供していただいたものを 2 色に変換した（色は原図とは異なる）。

注 1） vHIT では、本図のように頭部回転速度方向と眼球運動の速度方向は同方向に表記されているが、異なる表記報告もある。

注 2），3） covert saccade は頭部回転中に生じる CUS で、肉眼観察による HIT では頭部回転後に生じる overt saccade のみが観察される。

一点を固視させ、頭を急速に左回転させると、左外側半規管に生じた向膨大部稜の内リンパ流は、目を右に偏倚させ、眼位の戻りを援助する。右回転の場合は逆。前庭眼反射の生理学的意義p13, 参照

し、温度刺激検査と比較してCPの検出感度が低いとの指摘もある[41]。この判定を客観的にビデオ記録解析したのが、video HIT（vHIT）である[42]。vHITによるCP判定は、回転時の眼球速度VORゲインとCUSで行う。検査の実際を図29に示す。

　vHITは水平面に加え頭部を垂直半規管面で回転させることで、**外側のみならず前・後半規管を含む垂直半規管機能評価も可能**とする画期的な検査法である。本法は眼裂の狭い、頭振りが正確にできない高齢者には施行困難な場合はあるが、温度刺激検査と比較して検査によるめまい侵襲も少なく、準備機器、施行場所、所要時間に制限されない。温度刺激検査に代わる検査として期待されている[43,44]。

4　自覚的視性垂直位検査（subjective visual vertical：SVV）

　卵形嚢から上前庭神経、さらに中枢投射経路での直線加速度（重力）認知機能の評価として用いられる。視野中央にある直線バーの中点を中心にその直線をゆっくり回転させ、自覚的に垂直位になったとき回転を止める。このとき、傾斜センサーで頭部の傾きを排除し、視野制限ゴーグルで周囲の視覚情報を排除する（図30）。直線バーは障害耳側に傾き、中枢前庭系の代償により修正される。正常範囲は施設により多少異なるが、立位や坐位において±2.0-2.5度程度である。

12）めまい入院検査

　筆者の所属している奈良県立医科大学附属病院めまいセンターでは、他院で原因不明と言われた症例あるいは治療に難渋する症例に対して、めまいに関連する主たる一連の検査を、その内容と各々の必要性を説明した上で、1週間以内の入院で施行している。この入院という形での検査の進め方には、当然のことながら利点もあるが欠点も伴う。

　欠点として、患者診察を通して長く付き合っていく中で、ある疾患が考えられるからこの検査をしてみよう、という必要な検査を選択して施行するパターンとは多少異なり、めまい入院検査では必要性の多少低い検査を併せて行っている可能性は否定できない。入院検査の最大の難点は、一度に対応できる入院患者数はきわめて限定され、昨今の包括医療

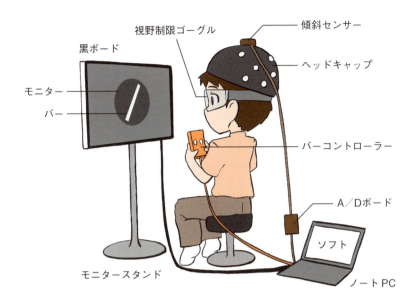

図30　自覚的視性垂直位検査（subjective visual vertical：SVV）

傾斜センサーによって頭部の傾きを修正し、視野制限ゴーグルによって視覚情報を排除した条件下で、モニターに映し出された直線バーの自覚的視性垂直位を記録する。次に自覚的視性垂直位と実際の垂直位との差を求める。垂直位より左側をマイナス、右側をプラスとし、立位や坐位において±2.0-2.5度程度を正常範囲とする。

制度下で、患者サイド、医療従事者サイド、病院経営サイド、すべての側を満足させる検査入院のスケジュールを組むのは難しい。

　長所として、一般に行われる外来検査では、患者診察を通して何らかの先入観あるいは緊急性の有無による優先順位に阻まれ、早期に施行すべきであった検査をその通り行い得ないことが多い。他診療科にわたる多数回の通院検査は、とくに遠方患者の大きな負担となるリスクがあるが、入院検査ではこれらを回避できる。また、日々病態が変化するめまい疾患の同一時期の平衡機能を一気に把握できることは非常に重要な利点である。これらの結果、いわゆる原因不明の「めまい症」の多くに確かな診断が得られたことに加え、全身、頭蓋内、内耳すべての平衡に関わるパーツの不具合を確認できた点は、長期にわたり不安に苛まれながらの生活を余儀なくされてきた患者を心身ともに癒すことにつながり、その後に計画される治療のコンプライアンスにも良い影響が与えられている。

II. めまい疾患の理解を深めるために

1 内耳（末梢性）疾患

1) 良性発作性頭位めまい症
(Benign Paroxysmal Positional Vertigo: BPPV)

概念：良性発作性頭位めまい症（BPPV）は、末梢性めまい疾患の中で最も頻度の高い疾患である。その病態は主として、クプラ結石症と半規管結石症が考えられている（図31）。Schuknecht は1969年に、BPPVの病態は後半規管膨大部に卵形嚢耳石が付着するクプラ結石説を提唱した[45]。後半規管膨大部が耳石付着により重力感受性を持ち、患側下頭位変換により一過性の回転性めまいと後半規管由来の回旋性眼振が発現する。一方 Hall らは1979年に、BPPVの病態は後半規管内に浮遊する小片によるものとする管内結石説を提唱した[46]。クプラ結石症および半規管結石症は、いずれの半規管にも起こり得るが、頻度が高いのは立位、坐位で最も低い位置にある後半規管で2／3、残りの1／3は外側半規管である。

症状：BPPVは、頭を動かし一定の頭位をとらせると、潜時を経て回転性めまいが起こるが、長くても数分でめまいはおさまり、くり返し同じ頭位を取るとめまいは出なくなるか、出にくくなる（疲労現象）。外側半規管型では、後半規管型より頭位眼振の潜時は短く、持続時間は長く、疲労現象は少ない。耳鳴、難聴その他の神経症状は随伴しない。

診断：問診で疑い、眼振で確定する[47]。問診では、起き上がる、寝転ぶ、美容院や歯医者でベッドを倒される、目薬をさす、高いところのものを取ろうとする、靴紐を結ぶ、うなずくなど、**矢状面の動きで一過性のめまい感（回転感、浮動感）が誘発される場合、後半規管型**を疑う。寝返りを打つ、振り向くなど、**水平面の動きで一過性のめまい感（回転感、浮動感）が誘発される場合、外側半規管型**を疑う。明け方のエピソードに絞って問診する場合、後半規管型だと、目覚めたときにはめまい感は無く、起き上がったときにめまい感が生じる。起き上がってしまえば、耳石は後半規管の底に沈むので位置が安定するため、出勤できる場合が多い。外側半規管型だと、寝ている間に寝返りを打つため、めまい感とともに目覚める。外側半規管は日常的に頻用する半規管なので、仕事にならず仕

頭位眼振・頭位変換眼振検査とその記載法 pp23-27, 巻末資料, 誤診しやすい疾患 (1) p84, (4) p86, 参照

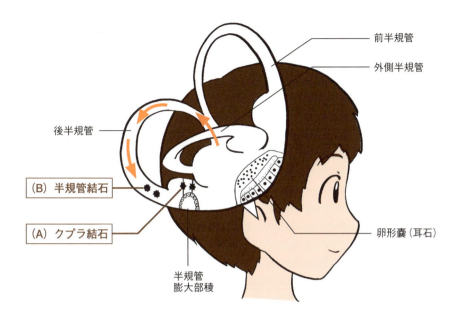

図31　良性発作性頭位めまい症の病態の模式図
(A) クプラ結石症と (B) 半規管結石症

事を休む場合が多い。

　後半規管型 BPPV 右側例（または左側例）の場合、右（または左）頸部捻転坐位から右（または左）頸部捻転懸垂頭位で右向き（検者から見て反時計回り）の回旋性眼振、右（または左）頸部捻転懸垂頭位から右（または左）頸部捻転坐位で左向き（検者から見て時計回り）の回旋性眼振を一過性に認める。通常頭位眼振は認められないが、臨床の現場では頭位検査の際に頭部に速度をつけて動かしてしまうことがあり、その場合には右下後屈位の頭位眼振として右向き（検者から見て反時計回り）の回旋性眼振が認められることもある（図32）。

　外側半規管型 BPPV クプラ結石症の場合、患者を臥位正面からゆっくりと右臥位あるいは左臥位に頭位変換させると、1分以上の持続性で方向交代性上行性（背地性）の水平性眼振を生じる。原則的に患側下頭位でめまい症状や眼振所見が健側下頭位に比べ弱い。しばしば、仰臥位正面において患側向きの頭位眼振を認めることがある（図33）。**外側半規管型 BPPV 管内結石症**の場合、患者を臥位正面からゆっくりと右臥位あるいは左臥位に頭位変換させると、1分以内の一過性で方向交代性下行性（向地性）の水平性眼振が発現する。原則的に患側下頭位でめまい症状や

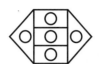 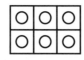 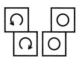

図32 後半規管型 BPPV（右側例）の眼振

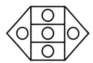 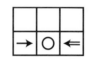 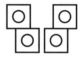

図33 外側半規管型 BPPV クプラ結石症（右側例）の眼振

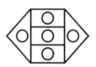 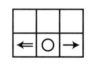 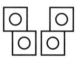

図34 外側半規管型 BPPV 管内結石症（右側例）の眼振

眼振検査 図16（A）
症例1 p28, 参照

眼振所見が健側下頭位に比べ強い（図34）。いずれのタイプの外側半規管型 BPPV も、蝸牛症状の随伴なく、水平性眼振が方向交代性に生じる。これらの所見は中枢性疾患にもあり得るので、頻度としては稀だが、方向交代性水平性眼振を示すことのある中枢性疾患との鑑別も考慮する。

BPPV の診断と治療に関するガイドラインが、めまい平衡医学会から2009年に示されている[48]。Barany Society による最新の診断基準は巻末に記した。

予後：BPPV のうち、後半規管型は自然治癒までにかかる平均日数は40日前後、外側半規管型は15日前後である[49]。BPPV の1/4から1/3に再発が認められ、とくに外傷や耳科・神経耳科疾患を有する場合にそれが顕著である。

治療：自然治癒を期待しつつ、対症療法を行うのが一般的である。浮遊耳石置換法と呼ばれる剥離耳石をその半規管内から前庭部に移動させることを目的とした頭位治療を行ってみるのも良い。**後半規管型にはEpley法、外側半規管型にはLempert法**などがある。剥離耳石が迷入した半規管を検査できちんと同定し、その半規管に特異的な頭位療法を行った方が、**非特異的な Brandt-Daroff 法**などをとりあえず行うより有意に効果がある[50]。以下に各種頭位療法について解説する。

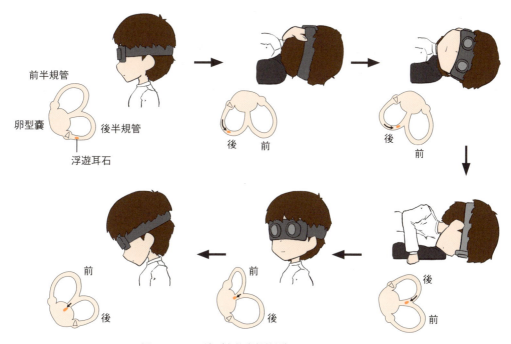

図 35　Epley 法（右後半規管型）

Epley 法（後半規管型 BPPV に対する浮遊耳石置換法）
1) 患者はベッド上にまず正面を向いて座る。
2) ついで患側耳下懸垂頭位にして眼振を確認する。
3) 続いて頭だけをゆっくり健側耳下頭位になるように回す。
4) その後に体も健側に回し健側臥位とする。このとき顔は下を向いていることとなる。
5) そのままベッド上にゆっくり起き上がる。
6) 最後にあごを引く。

全体として 5 分ほどかけて行う（図 35）。

Lempert 法（外側半規管型 BPPV に対する浮遊耳石置換法）
1) 患者はまず頭部をベッドから上にはみ出すくらいで仰臥をとる。
2) 頭を健耳側下にゆっくり回転する。
3) 次に頭部と体躯の関係はそのままで、腹部と背部を上下入れ替える。この時患耳側が下となる。
4)、5)　姿勢はそのままで、頭を健耳側にゆっくり 180 度回転し健耳下とし、最後にゆっくり起き上がる。

全体として 5 分ほどかけて行う（図 36）。

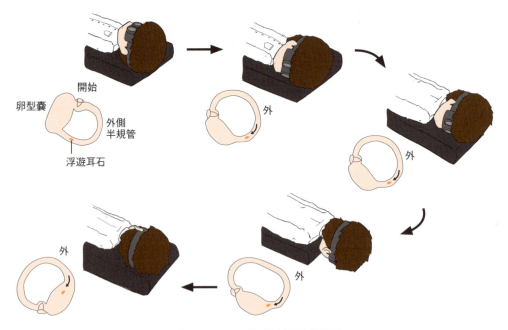

図 36 Lempert 法(右外側半規管型)

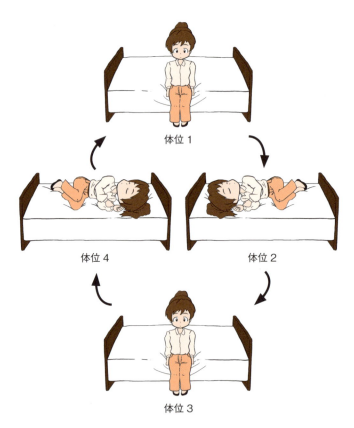

図 37 Brandt-Daroff 法

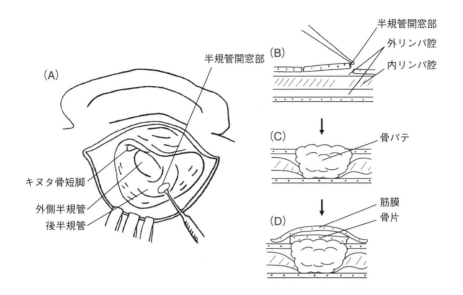

図 38　後半規管遮断術の術式（右耳）
　　全身麻酔下に、まず耳介後部に切開を加え、カッティング・バーで単純乳突削開を行い、後半規管を露出する（A）。ダイヤモンド・バーで後半規管骨の削開を進め、ブルー・ラインを同定する。ブルー・ライン上、中央付近の骨削開により開窓し、膜迷路を露出させる（B）。骨パテで上方から膜迷路を圧迫遮断しフィブリン糊で固定した後（C）、骨片と筋膜で後半規管骨欠損部を閉鎖する（D）。乳突削開腔はそのままとし、皮膚縫合ののち手術を終える。術後はめまい症状や眼振を経過観察しつつ、約1週間後に退院とする。

Brandt-Daroff 法

（剥離耳石の浮遊する半規管が不明の場合にとりあえず行う）

　責任半規管が同定された場合は特異的置換法を行った方が有効である。

　1）ベッドの中央に腰掛け、頭を右か左どちらかに45度まわし、反対側に横になる。この時、横になった側の後頭部がベッドにつく。
　2）今度は、頭を今と反体側に45度まわし、その反対側で横になる。これを繰り返す（図37）。

　なかなか頭位眼振・頭位変換眼振が消退しない、治癒から再発までの期間が非常に短い、といった**難治性BPPVに対して半規管遮断術**なる外科治療を行う。このような難治性BPPVはBPPV全体の0.5％程度である[51]。後半規管型の患側同定は比較的容易であるが、外側半規管型の患側同定は困難な場合が多い（図38）。

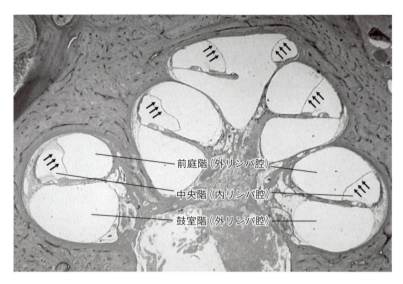

図39　内リンパ水腫剖検例（山川例）
　メニエール病の内耳病態が非炎症性の内リンパ水腫であることは、1938年に世界で初めてYamakawa[52]、Hallpikeら[53]により報告された。しかしながら、内リンパ水腫の発生原因は水腫発見からおよそ80年経った現在においてもなお不明である。

2) メニエール病 (付) レルモワイレ症候群、遅発性内リンパ水腫、蝸牛型／前庭型メニエール病

　概念：内耳を満たす内リンパは、主として血管条で産生され内リンパ嚢で吸収される。何らかの原因で、内リンパが産生過剰になるか吸収不良になることで生じる**内リンパ水腫**を病態とする疾患である[52,53]（図39）。この内リンパ水腫の破綻で高K+イオンが外リンパ腔に入り、内耳有毛細胞が障害を受け、耳鳴、難聴とともに数時間におよぶ回転性めまいを生じると考えられている[54]（図40）。発作直後には半規管刺激による患側向き水平回旋混合性自発眼振、寛解期には半規管麻痺による健側向き水平回旋混合性自発眼振を生じる。発症初期の難聴は低音障害型感音難聴で可逆性であるが、罹病期間の長期化によりしだいに不可逆的な高度感音難聴へと進行する。図40の説を利用して考えると、メニエール病の聴力は頂回転・低音域から障害されることを理解しやすい。また、内外リンパのシャント部位が頂回転に近ければメニエール病非定型例蝸牛型（蝸牛型メニエール病）、基底回転に近ければメニエール病非定型例前庭型（前庭型メニエール病）が発症することも理解しやすい[55]。
　メニエール病の原因は未だ不明であるが、メニエール病は先進国に多

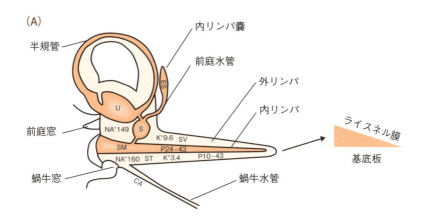
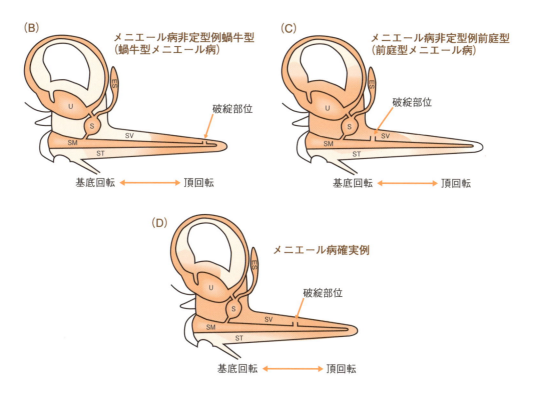

図40 ライスネル膜シャント説[54,55]

　内外リンパ腔の関係を簡単にみるため、ここでは3本ある半規管を左上方の1本で代表し、2.5回転の蝸牛は右に突き出た一本の長い管に簡略化している。SVは前庭階、STは鼓室階、SMは蝸牛管、Uは卵形嚢、Sは球形嚢、ESは内リンパ嚢を示す。蝸牛管と前庭階の境界はライスネル膜で鼓室階との境界は基底板である。Aは正常内耳で、茶色の部分はK⁺154mEq/L、Na⁺0.9mEq/Lを含む内リンパ、白色の部分はK7⁺mEq/L、Na⁺138mEq/L低カリウム高ナトリウムを含む外リンパを示す。シャント説によると、メニエール病は内リンパの増加によりライスネル膜にシャントを生じ、内リンパ腔の高カリウムが外リンパ腔に漏出し、付近の細胞に特有の障害を与えて症状が生じるという。したがって、シャント部位が蝸牛の頂回転に近いと蝸牛症状が主体となり(B)、基底回転に近いとめまい症状が主体となる(C)。シャント部位がそれらの中間部位にあると、蝸牛症状を伴うめまい(D)を生じると説明される。

発するのに対し途上国に少ない傾向を示すとの印象は以前からあった。そして、それは人種による相違でないことも報告され[56]、この国際調査をもとに"Menierization is civilization"と言われるようになった[57]。その後発足した厚生省（当時）メニエール病調査研究班ではメニエール病とストレスとの強い関連性が指摘され[58]、平成に入るとメニエール病とストレスを関連付ける具体的な因子として、視床下部－下垂体後葉から分泌されるストレス・ホルモンである抗利尿ホルモンに関する研究が進められた。抗利尿ホルモンは、腎臓では尿を再吸収して尿量を減少させ体内に水を貯留させるのに対して、内耳では内リンパを貯留、すなわち内リンパ水腫を生じさせるという仮説である。実際にメニエール病患者では、抗利尿ホルモンの血中濃度が対照群に比して有意に高いことが示された[59]。しかし、この抗利尿ホルモン仮説では、ホルモンが両耳に均等に影響するにもかかわらずメニエール病の70-80％が一側性であることを説明できない。また、ストレスの非常に多い生活環境下の人が、必ずしもメニエール病を発症するとは限らない。最近、われわれは内リンパ嚢手術時に採取したメニエール病内リンパ嚢組織において、抗利尿ホルモンの受け手側であるV2受容体遺伝子が過剰発現していることを見出し[60,61]、V2受容体遺伝子が過剰発現した内耳に、ストレス負荷で上昇した抗利尿ホルモンが作用し、内リンパ水腫をきたす可能性が示唆された（図41）。

症状：何ら誘因なく、**耳鳴、難聴、耳閉感の増悪を伴う突発的な回転性めまい発作**として発症する。多くの場合、悪心、嘔吐を随伴するが、他の脳神経症状は認めない。発作は通常、**十数分から数時間**の経過で収まっていく。発作は散発性のものや、頻発期、間歇期をくり返すものもある。通常は一側耳の罹患に留まるが、経過が10～20年と長くなると両側罹患率は10～40％としだいに高くなり、間歇期にも難聴が残存するため難聴疾患の様相が強くなる[62,63]（表10）。メニエール病側頭骨剖検例67例でも、うち29.9％に両側内リンパ水腫が見られたとの報告がある[64]。この疾患自体が生命に危険をもたらすことはないが、長期化すると持続的浮動感、両側耳鳴・難聴からの苦痛に耐えきれず、自殺を図ることもあるから注意を要する。

診断：メニエール病診断の手引き1975、両側変動難聴性メニエール病の診断基準1989（以上厚生省特定疾患メニエール病調査研究班）、メニエール病診断基準（ICVD2015）を巻末に示す。また検査の項で示したグリセ

巻末資料，メニエール病推定検査 pp38-43，誤診しやすい疾患 pp84-86，参照

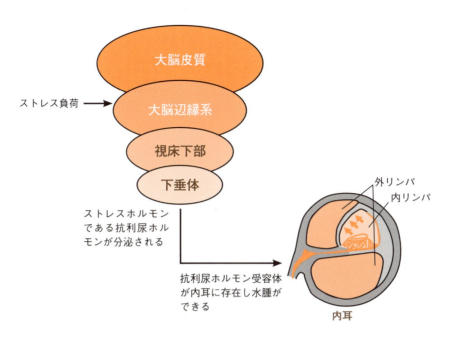

図41 ストレス・ホルモンと内リンパ水腫

抗利尿ホルモンは、ストレス時に視床下部－下垂体後葉から分泌されるストレス・ホルモンの一種である。メニエール病患者の血中の抗利尿ホルモン値[59]および内耳の抗利尿ホルモン受容体[60,61]は、非内リンパ水腫疾患患者に比べて有意に上昇している。

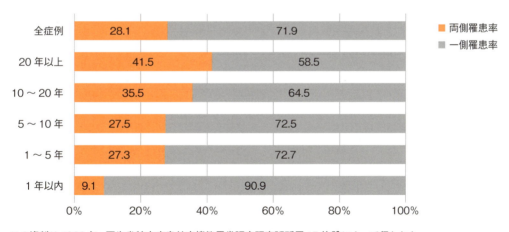

この資料は1989年、厚生省特定疾患前庭機能異常調査研究班所属15施設によって行われた。

表10 両側メニエール病の罹患年数別頻度（n=480）

ロール検査（表5）、フロセミド検査（表6）、蝸電図検査（表7）を参考として、これらの間接的内リンパ水腫推定検査、内リンパ水腫の直接的描出を必要により行う[35,36]。最近、**メニエール病の診療に関するガイドライン2011年版**が、厚生労働省・難治性疾患克服研究事業・前庭機能異常に関する調査研究班から報告されている。メニエール病の発作持続時間を **10分から数時間**とより幅を持たせ、メニエール病疑い例を改めて**メニエール病非定型例**と呼び蝸牛型と前庭型に分けているので参照されたい。

　治療：まずは**規則正しい生活指導**、禁煙が推奨される。脈拍が20%程度上昇する運動を20分程度、いわゆる**有酸素運動**を週に複数回、数カ月続けた症例で、長らく続いた発作から開放され聴力も回復したという報告がある[65]。**水分摂取療法**は1日35ml／kg、体重60kgの人なら1日当たり水分を2リットル程度飲むというもので、実際に治癒した人もいるが自己判断や他の薬物との併用は危険なので必ず医師の指導下に行う。減塩により聴力、めまい発作が改善したとの報告もある[66]。鼓膜按摩器などを用いた中耳加圧法も推奨されているが、その有効性については検討中である。**薬物治療**としては、疾患病態である内リンパ水腫に対する利尿薬：イソバイド®（イソソルビド）、ダイアモックス®（アセタゾラミド）、漢方では柴苓湯®、さらにステロイドを中心とした治療を考慮する。これらの保存治療で80-90%の症例は寛解に導くことができる。メニエール病に対するイソソルビド使用のための参考資料、メニエール病に対するステロイド剤使用の参考資料を巻末に示す。

　およそ3-6カ月間の保存的治療に抵抗を示す**難治例に対しては、機能温存術である内リンパ嚢開放術**が勧められる[67]。筆者の奈良県立医科大学附属病院めまいセンターでは、内リンパ嚢を広く開放し、ステロイドを内耳局所に投与する方法を採用し、良好な成績を得ている[68]（図42）。術後10-15年の観察で、70%の症例でめまい発作完全抑制、30%の症例で聴力10dB以上の改善が達成される[68]（表11）。メニエール病は10-40%が両耳に移行し、罹病期間が長引くと移行率は増加するため（表10）、前庭神経切断術のような両側内耳機能をおかすおそれのある方法を安易に選択してはならない。

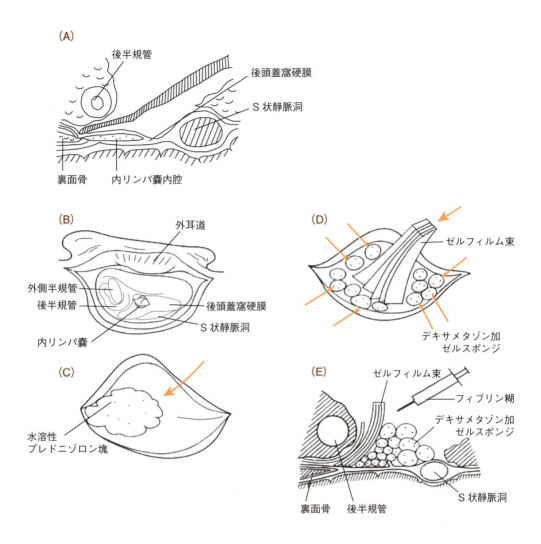

図42 内リンパ嚢ステロイド挿入術（endolymphatic sac drainage with steroids）の術式（右耳）

　全身麻酔下に、まず耳介後部に切開を加え、乳突蜂巣を広く開放後に、後半規管後縁とS状静脈洞間で内リンパ嚢を露出する。この手術の要点は2つある。第1には小型剥離子を錐体骨と脳硬膜間に挿入すると fossa endolymphaticus の癒着を確認するからその方向に慎重に削開を進めると多くの場合、嚢の内側に骨（operculum）を触診する（A：術野側面）。この部分が嚢の骨内部（rugose portion）で、この部位から嚢外側壁に後外縁に沿って広くL字型切開を加えて切開創を広げる（B：術野弱拡大）。第2には嚢の切開開放腔をプレドニゾロン粉末で満たす（C：内リンパ嚢強拡大）。次いで**吸収性ゼラチン・フィルム束**（4×20×0.7mm×5本）の一端は生体接着剤フィブリン糊で固定し、扇のように広げた他端を嚢に挿入、固定端は乳突洞外縁に同じ接着剤で固定する（D：内リンパ嚢強拡大）。創内外はデキサメサゾン懸濁液を含む**吸収性ゼラチン・スポンジ小片**で満たし、その外側を接着剤で被覆する（E：術野側面）。乳突洞外側の皮膚切開層を縫合し術を終える[68]。

注意：動物実験で内リンパ嚢を開放すると蝸牛の基底回転でライスネル膜の folding を認めるが、嚢開放部を吸引するとほぼ全回転でライスネル膜の collapse が生じることが分かっている[69]。手術に際して、**嚢の開放部から前庭水管に向かって吸引器を使用してはならない**。

表 11 内リンパ嚢ステロイド挿入術（endolymphatic sac drainage with steroids）の成績[68]

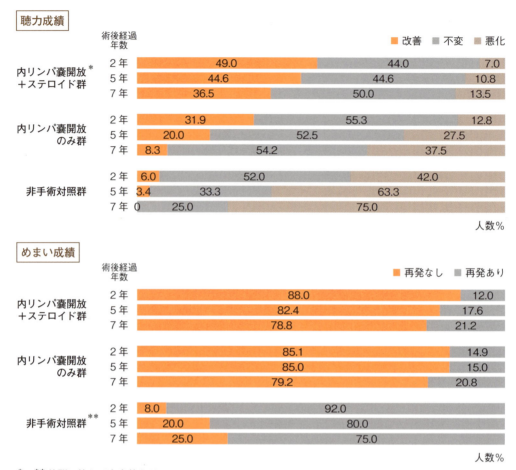

*、** 他群に比して有意差あり

術後2年から7年にかけて、内リンパ嚢開放＋ステロイド嚢内局所投与群（内リンパ嚢開放＋ステロイド群）は他群に比して有意に聴力改善率が良く（*有意差あり）、非手術対照群は他群に比して有意にめまい発作完全抑制率が悪かった（**有意差あり）。

(付) レルモワイエ症候群、遅発性内リンパ水腫、蝸牛型／前庭型メニエール病

1) **レルモワイエ症候群**：メニエール病と同様の経過の中で、めまい発作とともに先行した難聴が回復する症候をいう[70]。メニエール病の一亜型と考えられているが、今後の検討が必要である。メニエール病と同一の治療が行われている。

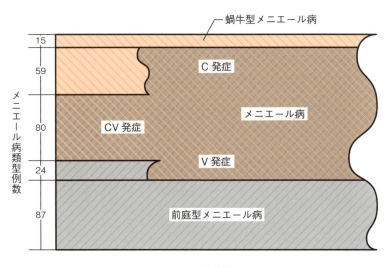

図43 メニエール病非定型例から典型例への移行[55]

C発症は変動難聴先行例、V発症はめまいのみの反復発作先行例、
CV発症は初めから三症候を備えたメニエール病典型例。

2) **遅発性内リンパ水腫**：Schuknecht により1978年に提唱された疾患概念で、一側高度難聴罹患後、何年か経過して、メニエール病様の反復性回転めまいが生じる場合を同側型、良聴耳変動難聴またはメニエール病様の良聴耳変動難聴を伴う回転性めまい発作を起こす場合を対側型と呼ぶ[71]。前者は高度難聴耳に、後者は対側の良聴耳に内リンパ水腫が生じたためと考えられ、同側耳のフロセミド検査陽性、対側耳のグリセロール検査陽性が報告されている。治療はメニエール病に準じた薬物治療、場合によっては手術治療が行われる。

3) **蝸牛型／前庭型メニエール病**：前者はめまい症状を、後者は蝸牛症状を欠く点以外、メニエール病とほぼ同様の症状を示すメニエール病非定型例である。図43のメニエール病とその類型に示すように、メニエール病も初めから三症候を示すとは限らない。この図でC発症は変動難聴先行例、V発症はめまいのみの反復発作先行例、CV発症は初めから三症候を備えたメニエール病典

型例である。C発症のメニエール病移行前もメニエール病非定型例蝸牛型（蝸牛型メニエール病）、V発症のメニエール病移行前もメニエール病非定型例前庭型（前庭型メニエール病）と考えると、蝸牛型メニエール病の80％はメニエール病に移行するが、前庭型メニエール病は20％だけが移行したに過ぎない[55]。その他の臨床所見の比較においても前庭型メニエール病のすべてを内リンパ水腫と考えるのは無理があるが、蝸牛型メニエール病の病理はまず内リンパ水腫と考えられている。治療はメニエール病に準ずる。

3）前庭神経炎

概念：DixとHallpikeにより1952年に提唱された疾患概念で、回転性めまいのみで蝸牛症状や他の脳神経症状を伴わず、症状が反復しない疾患とされた[72]。上気道感染の先行がある場合とない場合がある。前庭神経炎とウイルスとの関係は、1981年にSchuknechtらがヒト側頭骨剖検例より、前庭神経炎患者の**上前庭神経、膨大部神経それに引き続く前庭感覚上皮の退行変性はウイルス性病変**の特徴を呈していると報告した[73]。1993年にはFurutaらがヒト剖検例の前庭神経節から、実際にPCR法による**単純ヘルペスⅠ型DNA**の検出を報告した[74]。これらの報告を中心として、前庭神経炎も三叉神経節や顔面神経節など他の脳神経節と同様、前庭神経節に対する単純ヘルペスⅠ型の不顕性感染後の再活性化であろうと考えられるようになった。血清学的な検討では単純ヘルペスウイルス以外にも、ムンプスウイルス、帯状疱疹ウイルス、風疹ウイルス、インフルエンザウイルスに由来する可能性も示唆されている。

症状：特徴的な臨床像としては、**難聴を伴わない回転性めまい発作が1日～数日間持続**する。発作時に観察される健側向き自発眼振は数週間持続することも少なくない。**その後、体動時の誘発性めまい・ふらつき**がしばらく続く。

誤診しやすい疾患5）
p87，参照

診断：上前庭神経機能を表す温度刺激検査、下前庭神経機能を表すcVEMP検査の反応性に関して、いずれかまたは双方が一側性に高度低下をきたすことから、その病変は上前庭神経あるいは下前庭神経におけ

る1次求心性ニューロンのウイルス性障害によるものと推察されている。

　この疾患は末梢性疾患の中で、蝸牛症状の随伴なく、回転性めまいや方向固定性水平性眼振が相対的に長く続く。これらの所見は中枢性疾患にもあり得るので、頻度としては稀だが、**方向固定性水平性眼振を示す中枢性疾患との鑑別も考慮する。**

　治療：急性期には急性期めまい治療に準じた対症療法に加え、突発性難聴の聴力回復に対するステロイド療法に準じた薬物治療で半規管能回復を目指す場合がある[75,76]。慢性期には慢性期めまい治療に準じて、中枢による前庭代償を目指した薬物治療およびリハビリ治療を行う。

眼振検査 図16(B)
症例2 p28, 参照

急性期～慢性期の治療 pp90-95, 参照

4) めまいを伴う突発性難聴（めまい突難）

　概念：めまい突難の障害部位について、1986年にSchuknechtらはヒト剖検例より、**コルチ器を含む内耳を中心とした内耳炎**の所見を報告した[77]。われわれは神経耳科学的検査所見より、めまい突難の聴力予後と前庭障害予後の有意な相関について報告した[78]。Shinoharaらは画像検査上、突難症例の造影MRIで蝸牛神経ではなく内耳の造影所見が得られた[79]。以上の所見より、めまい突難は主として蝸牛や前庭の1次求心性ニューロンの障害ではなく、コルチ器および前庭を含めた内耳障害であろうと推察されている。

　症状：1日～数日続く回転性めまいと蝸牛症状の随伴のみで、他の脳神経症状を伴わず、症状が反復しない。そして、**その後にしばらく体動時の誘発性めまい・ふらつきが続く**。本疾患は蝸牛系と前庭系、双方の障害という範囲の広さから、一般にめまいを伴わない突発性難聴に比べて聴力予後は悪いと考えられている。**半規管能低下の予後についても、前庭系に限局した障害疾患と考えられる前庭神経炎のそれに比べて回復率は不良**とされている[78]。

　診断：突然発症する難聴とめまいに関して、純音聴力検査、温度刺激検査、さらにcVEMP検査で障害の有無、障害の程度を検出する。めまい突難の障害原因について、最近MRI画像所見で内耳微小出血を呈する症例が報告され、前述の前庭神経炎のウイルス性とは異なり、主として血管性病変と推察されている[80]。

誤診しやすい疾患5) p87, 参照

急性期〜慢性期の治療 pp90-95，参照

治療：めまいに対しては急性期めまいの治療に準ずる。難聴に対してはステロイドの点滴あるいは内服による漸減治療を行うが、発症後一週間を過ぎると治療効果が著減するので、早期の治療開始が求められる。

5) 外リンパ瘻

概念：鼻かみによる急激な鼓室圧変化やいきみによる急激な髄液圧上昇により、内耳窓が破裂し、外リンパが漏出することでめまいや難聴を生じる疾患である。真珠腫性中耳炎による内耳骨包の破壊によっても外リンパ瘻が生じるので、初診時には両耳の鼓膜輪を舐めるように観察し、真珠腫性中耳炎の有無を確認しておく。外リンパ減少による相対的な内リンパ水腫として、続発的にメニエール病様の反復性めまい難聴症状を呈する症例も報告されており、外リンパ瘻とメニエール病の鑑別には苦慮することがある[81]。発症に関わる具体的エピソードが明らかでない場合も多く、めまい突難として扱われている症例も多いと考えられている。

症状：圧負荷のエピソードとともに、回転性から浮動性のめまいが生じる。難聴も急速に高度難聴をきたす場合から徐々に進行する場合など様々である。

圧刺激検査 p29，参照

診断：外耳道からポリッツェル球で圧負荷をかけたとき、自覚的めまい症状、他覚的眼振所見が認められる場合、瘻孔症状陽性とする。自他覚的に圧負荷のエピソードが明らかな場合であっても、現時点での確定診断の方法は局所麻酔下に行われる鼓室試験開放による術中の肉眼的外リンパ漏出確認のみである。最近、鼓室内に漏出した**外リンパ特異的蛋白CTP**を、鼓膜小切開による採取で確認し得ると報告されている[82,83]。他の診断マーカーとして、β-trace protein の報告もある[84]。

治療：ヘッド・アップでのベッド上安静により、瘻孔の閉鎖を待つ。効果不変あるいは症状の増悪進行がある場合、試験的鼓室開放により前庭窓、蝸牛窓、microfissure を物理的に閉鎖する。めまいは高率で収まるが、受傷早期でなければ聴力改善はあまり期待できない[85]。

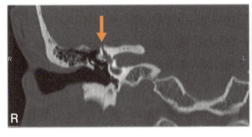 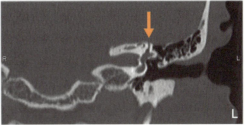

図44 上半規管裂隙症候群のCT所見
冠状断スライスで矢印のように上半規管が中頭蓋に突出している所見が得られる。本症例は両側例。

6) 上半規管裂隙症候群
(Superior Semicircular Canal Dehiscence: SSCD)

　概念：上半規管上部が骨欠損により中頭蓋窩に突出しているために生じるめまい疾患である。1998年にMinorらが初めて報告した疾患概念であり、Minor症候群とも呼ばれる[86,87]。剖検例1,000例の検討では、上半規管骨欠損例は約0.5%、骨の菲薄化を認めた症例は約1.4%とされており、SSCDは発症予備群を含めて考えるとそれほど珍しい疾患ではない[88]。加齢による血圧上昇、頭蓋内圧上昇、骨粗鬆症などの要因により、あるとき上半規管が中頭蓋窩に突出すると発症する。

　症状：半規管腔が髄液腔に接しているため、騒音（Tullio現象）や頭蓋内圧上昇により浮動感を自覚する。また、耳閉感を伴う場合もある。

　診断：上半規管由来の垂直性あるいは回旋性眼振が認められる場合がある。薄スライスの頭部CTにて、上半規管上部が骨欠損により中頭蓋窩に突出している像が確認される（図44）。前庭窓、蝸牛窓とともに髄液腔に突出した上半規管が**第3の内耳窓**として働くため、純音聴力図が低周波数領域の伝音成分の閾値上昇、骨導成分の閾値低下により、見かけ上の気骨導差を呈することがある。

聴力検査 pp29, 30, 参照

　治療：基本的には対症療法となる。それでもなお、めまい感により日常生活に支障を来たす場合、筋膜と骨片を用いたresurfacing法で上半規管裂隙を中頭蓋窩側から被覆閉鎖するか、occlusion法で上半規管管腔を乳突腔側から遮断閉鎖する。最近、難治性の耳閉感に対して、蝸牛窓を結合織で閉鎖する試みも行われている。

7）前庭水管拡大症

概念：前庭水管から内リンパ嚢にかけての著明な拡大を特徴とする疾患で、遺伝子座 DFNB4 の PDS 遺伝子異常による常染色体劣性遺伝であることがわかっている[89]。

症状：一般に小児期に難聴を発症し、めまいを伴いながら徐々に高度難聴へ進行する。

診断：側頭骨 CT にて前庭水管骨迷路の拡大、MRI の T2 強調像にて前庭水管膜迷路の拡大を確認する。本疾患は前庭窓、蝸牛窓とともに拡大した前庭水管が**第 3 の内耳窓**として働くため、聴力正常あるいは難聴初期の純音聴力図が低周波数領域の伝音成分の閾値上昇、骨導成分の閾値低下により、見かけ上の気骨導差を呈することがある[25]。

（聴力検査 pp29, 30, 参照）

治療：急性感音難聴発症時には突発性難聴に準じた治療を施行するが、症状コントロールの困難な場合が多い。内リンパ嚢開放術や充填術などが試みられる場合もあるが、効果は一定しない。

8）聴神経腫瘍

概念：聴神経腫瘍は内耳道内の第 8 脳神経、神経鞘より発生する良性の神経鞘腫である。

症状：通常腫瘍は下前庭神経由来が多いが、腫瘍増大速度が緩徐であるため中枢前庭代償が働き、めまい症状の訴えは比較的少ない。むしろ、蝸牛神経が内耳道内で前庭神経鞘腫により圧迫されるため、耳鳴、難聴の訴えが多い。しかし、腫瘍内出血や浮腫により突発性難聴様の急性の発症形式を取る場合や、メニエール病様の反復性めまい難聴発作を呈する場合もあり、鑑別に注意を要する。

（誤診しやすい疾患 3) p85, 参照）

診断：早期に側方注視眼振を見ることが多いが、神経耳科学的検査および画像検査により、総合的に確定診断を下す。上前庭神経由来の腫瘍は上前庭神経機能を表す温度刺激検査の異常検出率が高く、下前庭神経由来の腫瘍は下前庭神経機能を表す cVEMP の異常検出率が高くなるというクリアな相関は認められない[90]。むしろ、MRI 画像検査の解像度の

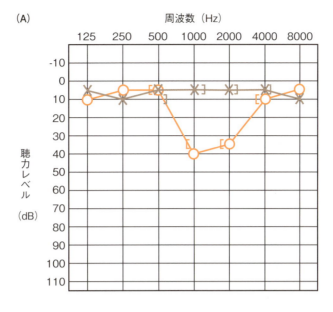

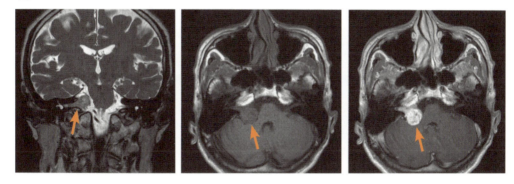

図 45　聴神経腫瘍神経症例の（A）純音聴力検査所見と（B）後頭蓋窩 MRI 検査所見

(A) 右谷型感音難聴を呈する右聴神経腫瘍例。
(B) 左から T2 単純、T1 単純、T1 造影による MRI 画像所見。右小脳橋角部に占拠病変を認める。

日進月歩により、画像で内耳道内に小腫瘍が見つかった段階での神経耳科学的検査の異常検出率は低くなり、治療に関して定期的な経過観察で良い症例は多くなると考えられる。

純音聴力所見はあらゆる型をとる可能性があるが、とくに谷型感音難聴を示す症例には注意を要する（図 45）。低音障害型を示すとメニエール病との鑑別が、困難になる場合がある。

治療：聴神経腫瘍は良性腫瘍であり、治療は常に経過観察、経迷路あるいは開頭による外科的治療、放射線治療の 3 つから選択することになる。選択根拠は多くの場合、腫瘍の大きさ、成長速度、脳神経症状の発

現といった因子で規定される。腫瘍が良聴耳である場合に治療法の選択に慎重さが要求されるが、外科治療および放射線治療の聴力温存率に有意な差はない。

9）神経血管圧迫症候群

　概念：病態は前下小脳動脈による第8脳神経の圧迫と考えられている。
　症状：一般に頭位とは無関係に、**数十秒から数分程度の継続時間の比較的短い回転性めまいが群発**する。回転性めまいのみの場合もあれば、ときにメニエール病様の耳鳴、難聴の随伴する症例を経験する。
　診断：MRIおよびMRAにより第8脳神経とそれを圧迫している前下小脳動脈を同定することで診断される。しかし現在までに、第8脳神経に対する神経血管圧迫症候群についての明確な診断基準は定められていない。
　治療：血管と接している神経細胞の脱分極を調節する意味で、テグレトール®（カルバマゼピン）の内服が本疾患に著効する場合があり、治療的診断として有用である。難治例の場合、開頭術により、血管を神経から剥離することになる。

10）Hunt症候群

　帯状疱疹ウイルス(varicella zoster virus)の感染症で、めまい、耳鳴、難聴、顔面神経麻痺を生じる。帯状疱疹は耳介だけでなく外耳道、顔面、口蓋などにも発生することがある。必要によりvirusの血清抗体価を測定する場合もある。治療は顔面神経麻痺治療に加え、めまいに対しては急性期めまいの治療に準ずる。

急性期〜慢性期の治療pp90-95, 参照

11) Cogan 症候群

　1945 年に Cogan が報告した、自己免疫疾患や膠原病の関わりでないかとの見解のある稀な疾患[91]。両眼の非梅毒性角膜実質炎に前後して突発性進行性の両側耳鳴、難聴をきたす．同時に生じる回転性めまいは早期に軽快するという。温度刺激検査で多くの場合、両耳無反応か反応低下を示す。生命、眼症状の予後は良いと言われ、治療にはステロイドの早期大量使用が行われる。

2 脳（中枢性）疾患

　めまいをおこす脳の障害には様々な疾患があるが、主なものは血管障害と腫瘍である。症状は問診でも述べたように他の部位からのめまいと異なり、めまい以外の頭痛、意識障害、その他神経症状を随伴する。頻度の多い血管障害が原因となるめまいは、突発的回転性めまいも多く、繰り返すこともある。一方、脳腫瘍による場合は原則として体のふらつきや吸い込まれるようなめまいが多い。

1）脳血管障害

　血管障害で最も注意すべきは**出血**だが、小脳出血ではめまい、頭痛、嘔吐をきたす。大脳出血では多くの場合は突然激しい頭痛に襲われ、意識を失い、めまいが表面に出ることは少ないが、初期症状が小脳出血に似る場合もある。**梗塞**では脳血管が細くなりそこに血液の詰まる脳血栓と、例えば心臓から血餅が流れてきて血管に詰まる脳塞栓がある。いずれの場合も、その詰まった血管以外の血管から血液が運ばれてこない限り、血液の供給が途絶えた部分の脳組織は壊死に陥るが、血栓が小さく分解されて流れ去ると、脳組織は元通りに回復する。これが**一過性脳虚血発作**である。一過性脳虚血発作での症状は短時間で消えるが、発作を繰り返すうちに脳梗塞となる場合もある。

　めまいは**大脳**の血管障害でも起こるが、身体の平衡保持に重要な**延髄、橋、小脳障害**は椎骨脳底動脈またはその分枝である前下小脳動脈、後下小脳動脈の梗塞で生じることが多い。これらの部分の障害ではめまいと同時に頭痛、嚥下障害、構音障害、眼の霞み、時には四肢の感覚異常をきたすこともある。嚥下、構音障害、嗄声、ホルネル症候群（縮瞳、眼瞼下垂）などをきたす Wallenberg 症候群は、延髄外側部の障害をいう。神経血管圧迫症候群は、特徴的なめまい、難聴以外の症状はみられない。小脳梗塞に浮腫が加わると、意識消失をきたすことがある。

神経血管圧迫症候群
p70，参照

表12 メタボリック症候群の診断基準

腹部肥満	ウエストサイズ　男性　85cm以上　女性90センチ以上
中性脂肪値・ HDLコレステロール	中性脂肪値　150mg／dL以上 HDLコレステロール値　40mg／dL未満 （いずれか、または両方）
血圧	収縮期血圧（最高血圧）　130mmHg以上 拡張期血圧（最低血圧）　85mmHg以上
血糖値	空腹時血糖

日本内科学会、日本動脈硬化学会など8学会による合同基準（2005）

　血管障害によるめまいの急性期治療は、専門書を参考にされたい。保存的治療としては、高血圧、心臓疾患、糖尿病、高脂血症、高尿酸血症、多血症、近年注目されているメタボリック症候群があれば、それらの治療を行う。禁煙、過度の飲酒は避け、例外もあるが定期的運動を行う。薬物では必要に応じて、降圧剤、血管拡張剤、抗血小板薬、抗不安薬を使用する。近年動脈硬化をおこしやすい状態として、腹部肥満の重要性を中心にメタボリック症候群の診断基準が公表された（**表12**）。降圧剤などを必要としない場合、運動と食事療法が有効とされている。

2）脳腫瘍

　小脳橋角部腫瘍の70％は、前述のように聴神経鞘腫である。残りは髄膜腫が多く、この場合はめまい、難聴をきたすことは少なく、三叉神経痛や顔面神経麻痺が目立つ。しかし腫瘍が内方へ進むとめまいや平衡失調も現れる。**小脳腫瘍**では開眼時、閉眼時とも起立が困難で、酔っぱらいのような歩行失調がみられる。小脳疾患では、腫瘍であっても出血であっても、頭位変換により激しい回転性めまいの生じることがあるが、良性発作性頭位めまい症とは異なり、頭位変換後のめまいは継続し、頭位変換を繰り返しても疲労現象は見られない。このようなめまいは、**悪性発作性頭位めまい**または**中枢性頭位めまい**と呼ばれている。**上部脳幹部の腫瘍**では、時に二重視、嚥下障害を生じることはあるが、めまいはほとんど起こらない。

3）神経変性疾患など

　急性小脳性運動失調症は小児が発病しやすく、感冒などに引き続き平衡、歩行障害、めまい、ふるえ、頭痛、構音障害、視野狭窄などの症状がでる。小脳炎と考えられ、ほぼ1カ月で治癒し再発はない。成人でも罹患することはあるが、治癒は少し長引く。**多発性硬化症**は若い成人に多く、めまいは軽度であまり目立ないが症状は変動する。**パーキンソン病**は大脳深部の神経細胞変性に基づく疾患で、一般にめまい疾患には分類されないが、姿勢障害や歩行障害をきたすことがある。姿勢障害では後方に倒れやすいため背をまるめ前方へ曲げた姿勢をとるのが特徴。歩行は小股で床を擦るような歩き方をする。動作が鈍くなり一連の運動を連続的に行えなくなる。その他の特徴ある症状としては、振戦（手足のふるえ）や固縮（筋肉を他人が伸ばそうとすると伸展に対して抵抗が大きくなる）などがある。似た症状は向精神薬の副作用として起こることもある。

3 眼疾患

1） 眼球内浮遊物

　眼内に浮遊物があると、動かない明るい背景に対して自己の浮遊感を生じる。

2） 屈折異常

　一眼複視である。比較的急速に進行した乱視などの場合に見られ、眼精疲労、悪心、めまいを生じる。患者が**眼科以外を受診すると神経症と誤診**されることがあるから注意を要する[92]。

3） 融像障害

　外眼筋麻痺による複視、不同視などが後天的に起こると、融像障害がおこる。両眼複視である。融像障害は眼精疲労、めまい、頭痛へと進む。

4） 先天性眼振

　先天的に眼振が認められる。眼球を右または左に向けると眼振は停止する。この疾患の場合は患者の昔からの写真を見ると眼振の生じない眼位でカメラを見るため斜め横顔の写真を多く見る。短期間または中期間の眼振患者にはこのような写真はない。一般的に先天性眼振には急速相、

緩徐相の速度差がなく、振子様眼振を認める。眼振発生機序の詳細については まだわかっていない。

5）健常人も罹患する視器由来のめまい・平衡失調

身体の平衡保持機構でも述べたが、動く物体の注視、追跡をしばらく続けると、視運動性眼振によりめまい、平衡失調をきたす。また傾斜室内では傾いた部屋に沿った頭位をとるため、視器、耳石器からの刺激に齟齬を生じ十分な頸反射が生じないため、めまい、平衡失調、頭痛をきたす（図46）。

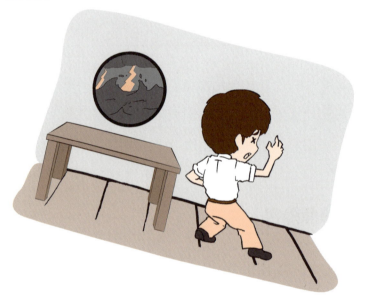

図46 傾斜した船室内でのめまいと平衡失調

傾いた船室のような傾斜室環境に居ると、眼は耳の平衡覚のように重力方向を垂直ととらえるのでなく、傾いた壁面を垂直ととらえるので、立ち直り反射が阻害されヒトは平衡を失う。2-3度程度の傾斜室環境でも頭痛、ふらつき、食欲不振などが強く起こる[6]。視器は平衡保持に重要な機能を持つ器官だが、このように容易に平衡失調の原因となることもある。対策としては低い姿勢で体動を避ける、頭を高い方において寝る、眼を閉じるなど。

傾斜室内の頭位 p12, 参照

4 頸部疾患

1) 頸部脊椎症

　頸椎は加齢や下を向いて新聞を読む、あるいは重量を持ち上げるなど、習慣的な日常の不自然な姿勢や作業によって椎体の周囲に骨堤を生じ、さらに隣接の骨堤が連なって骨梁をつくることもある。椎骨の周囲には頸神経、自律神経（交感神経）、前庭迷路、視器、小脳などの重要な平衡保持機構に血液を供給する椎骨動脈があるから、頸部の回転や過伸展によってこれらが圧迫または刺激されると、めまい耳鳴、焦点がぼやけるなどの眼症状、頸、肩、耳後部の鈍痛、不快感、上肢の知覚障害、握力の低下、時には発作的に失神を生じる。

2) 椎骨動脈循環不全

　正常な**椎骨動脈**であっても上記のような椎骨の変化によって圧迫されるとめまいを生じるが、椎体の鈎状起部分に骨の増殖が進み、この部の骨棘によって椎骨動脈内腔の狭窄をきたす（**図 47**）。さらに頸部の回転、過伸展によって狭窄は高度となり、回転性めまい、眼前暗黒、drop attack、失神をきたし、または血栓を生じて脳梗塞に発展することもある。この他、**鎖骨下動脈**から**椎骨動脈起始部**まで**アテローム斑**を生じ、これが微小血栓となることもある。また、加齢により頸動脈、椎骨動脈がたわみ、屈曲することがある。この場合も頸部の屈曲、過伸展が誘因となりめまいを起こす。
　以上、頸部疾患のめまいは短時間の発作、体位・頭位変換性、歩行性など動作性のめまいが特徴だが、いずれにもレントゲン撮影、アンギオ・グラフィーなどが必須である[93]。

画像検査 p35, 参照

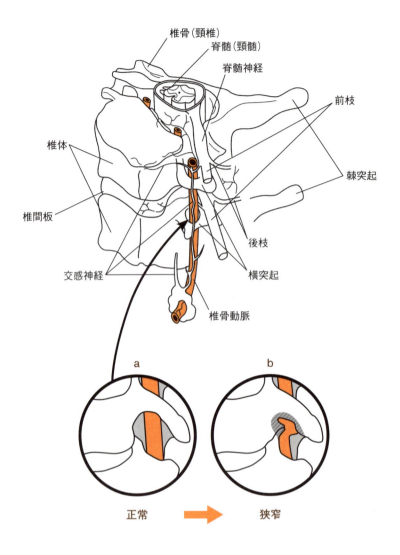

図47 頸部模式図

5　心因性疾患

　めまい疾患の中でも、心身医学的に多少なりとも関係ある疾患は数多い。例えばメニエール病も心身症と捉える研究者がいる。しかし、めまいを伴うことの多い不安神経症、心気症、ヒステリーなどを診断し、これらの神経症患者に心身医学的治療を行う場合には、身体の平衡保持機構を中心に器質疾患の有無を確認し、器質疾患のある場合はその治療も同時に行わねばならない。ここでは心因の関与するめまい疾患について述べる。

問診の実際 p9，一眼複視 p75，自律神経失調症 p81，診療科横断的めまい患者対策 p102，参照

1）不安神経症

　多くの場合、仕事中または歩行中に、原因不明の不安感、心悸亢進、息切れとともにめまいが生じる。このような不安発作の場合、呼吸が促進し血液がアルカリ性となることで手足のしびれ、冷感、苦悶間、時には消化器症状が生じる。これが**過換気症候群**である。一般のめまい発作時には7％重曹水の点滴静注を行うが、この場合は症状の悪化をきたすことがあるので控える。発作予防目的にも**7％重曹水は使用しない**。過換気症候群の治療としては鎮静薬、精神安定薬使用の他、紙袋などを使って呼気を再吸入させる。発作に慣れてくれば紙袋を持参させ、自身で処置することを指導しても良い。不安神経症はこのような身体症状の繰り返しによって実際の疾患を連想して恐怖症状を示していく。過換気症候群は**一般のめまい発作時に見られることもある**。

2）心気症

　器質疾患がないのに、自分の身体機能に対する漠然とした不安感があ

り、不定愁訴といわれる頭痛、腰痛、胸部圧迫感、排尿障害、疲労感、しびれ感、不眠などが長期にわたり消長する。めまいは発作的ではないが容易に起こり、常に自分がいずれかの病気に罹患していると思い、説得しても症状は軽減せず、次々に医師を渡り歩くことが多い。

3） ヒステリー

　不安神経症に類似するが、自己中心、未熟などの特徴があり、職場や家庭内の心理的葛藤から逃れるため発作を起こす。平衡失調、歩行障害、回転性めまいが生じることもある。

4） うつ

　抑うつ神経症では、めまいなどの身体症状は抑うつ感の代理と考えられる。つまり、めまいは抑うつ感を補足するような形で伴われているという。一方、うつ病では意欲や思考感情障害のほか、身体症状としては不眠、食欲低下、消化器症状、漠然としためまい、倦怠感、手足のしびれなどが出現する。最近では、精神症状がこれらの身体症状に隠される仮面うつ病が増加している。**仮面うつ病に対して身体症状だけの治療を行っていると、症状が改善しないだけでなく、時機を失してアクシデントが生じることもあるので注意が必要である。**

6 全身疾患

1）自律神経失調症

　自律神経失調症の用語は自律神経緊張異常または機能恒常性破綻、調節障害を示唆する。症状はめまい、立ちくらみ、頻脈、息切れ、食欲不振、倦怠感、知覚異常、頭痛、肩こり、不眠、耳鳴など多彩であるが、これらのいくつかが併存し、時に消長しながら、しかし長期にわたり継続する。本症診断の要点は、まず心気症などの心因性疾患、ついでメニエール病などの器質性疾患を除外し、Schellong 試験、Aschner 試験等で確認検査を行う。単純に不定愁訴というだけの理由で自律神経失調症と診断してはならない。**起立性調節障害**は起立直後または起立姿勢を長く保持した場合、眼前暗黒感、疲労感、平衡失調、時には失神をきたすが、一般には自律神経失調症に分類される。血圧の著明な低下をきたす場合は**起立性低血圧症**ともいう。

問診の実際 p9, 全身検索 pp14-16, 参照

　薬物治療としては、昇圧薬であるメトリジン®（塩酸ミドドリン）、リズミック®（アメジニウム）の投与、あるいは自律神経調節薬であるグランダキシン®（トフィソパム）の投与を行う。

　片頭痛関連めまい（migraine associated vertigo：MAV）も自律神経失調症と関連性があると考えられ、脳硬膜表面を走行する血管の拡張と攣縮がその病態と考えられている。診断基準を**表 13**に示す[94]。**めまい症状も回転性から浮動性**と様々で、**めまい持続時間も数分から数時間**と様々である。蝸牛症状を伴わない、数時間の回転性めまい発作を繰り返すこともあり、メニエール病非定型例前庭型（前庭型メニエール病）との鑑別が難しい場合がある。

　薬物治療は上記の自律神経系薬剤に加えて、片頭痛薬であるミグシス®（ロメリジン）や三環系抗うつ薬であるトリプタノール®（アミトリプチリン）の有効な場合がある。

表 13　片頭痛関連めまいの診断基準[94]

【Definite migrainous vertigo】
1) 中等度以上の発作性の前庭症状（回転性めまい、他の自己ないし他者の運動性幻覚、頭位性めまい、頭位変換により誘発されるめまいないしめまい感）
2) 国際頭痛学会（IHS）基準による片頭痛
3) 少なくとも2回のめまい発作中に以下の片頭痛性症状の少なくとも一つを伴う：片頭痛性の頭痛、光過敏、音過敏、視覚ないしその他の前兆
4) 他疾患が除外できる

【Probable migrainous vertigo】
1) 中等度以上の発作性の前庭症状
2) 以下のいずれか：IHS基準による片頭痛、めまい発作中の片頭痛性症状、片頭痛に特徴的な誘因によるめまい誘発（食物、不規則な睡眠、ホルモン変化）、抗片頭痛薬への反応
3) 他疾患が除外できる

Neuhauser et al. Neurology. 2001；56(4)：436-41.

2）循環器・血液疾患

　高血圧症は一般に、血圧が異常に高くならない限りめまいは起こらない。通常血圧が急激に上昇あるいは急激に低下した時、立ちくらみ、頭重感、息切れなどが生じる。このような場合、椎骨脳底動脈に梗塞を生じることもあるから複視、嚥下障害などの異常所見の出現に注意が必要である。激しいめまい発作を生じた時、血圧測定値の高いことがあるが、高血圧が原因でめまいが生じたのではなく、激しいめまい発作に驚き興奮したため一過性に高血圧を示す場合もある。血圧が正常値であっても、血圧降下剤による治療を受けている場合、その血圧がその患者にとって低過ぎるため脳血流が低下し、ふらついている可能性があるので注意を要する。基礎疾患がなく恒常的に**低血圧症**を示す場合、めまいとともに脱力感、疲労感、不眠を訴えるが、続発性低血圧症の場合、めまいの訴えは稀である。

　貧血症では前庭迷路を中心とする身体平衡保持機構への酸素供給不足によって動悸、息切れ、倦怠感、頭痛、耳鳴、こむら返りなどを伴うめまいを生じ、これらの症状は体動時増強する。**赤血球増多症**でもめまいを生じるが、これも血液の粘稠度増加による平衡保持機構への血流量低下によると考えられている。**白血病**の場合も同様の原因によって、傾眠

傾向、難聴、平衡失調を伴うめまいが生じるという。

3）内分泌・代謝疾患

　甲状腺機能低下症では眠気、記銘力低下、難聴とともにめまいが生じ得る。甲状腺機能亢進症でめまいの生じることは稀である。**過血糖（糖尿病）**では回転性めまい、浮動感など多岐にわたるめまい、難聴、耳鳴が生じることもある。**低血糖**は、インシュリン治療中その過剰投与によって生じることが多い。血糖値の急速に低下する場合は、めまい、空腹感、悪心、頻脈などを生じる。慢性に経過する場合は全身脱力感、傾眠などが現れる。**高脂血症**では、浮動性めまい、回転性めまいなどが見られても、治療による高脂血症の正常化で改善することが多いという。

7 誤診しやすい疾患

1）メニエール病と良性発作性頭位めまい症 (BPPV)

　メニエール病は内リンパ水腫を伴う回転性めまい発作で、蝸牛症状とともに、通常数時間持続する。BPPVは剥離耳石の半規管迷入によって起こる発作で、蝸牛症状を伴わず、通常頭部運動や体動に伴い、数分程度で収まる回転性めまい発作である。したがって2疾患の相違は明らかであり、まず間違いようがないと思うかもしれないが、実際の臨床現場ではそう簡単にいかないことが多い。**両者の鑑別を煩雑にしている原因は相互の合併**で、メニエール病296例のうちBPPVを合併する割合は96例、32.8％と報告されている[95]。とくに外側半規管型BPPVの合併が多い。

　しっかり診断されたメニエール病症例の経過観察中めまい発作が起こった場合、感音難聴は存在するが**めまい発作を繰り返しているわりにまったく聴力の増悪または変動が認められない場合**、安易にメニエール病の再発と捉えず、BPPVの合併である可能性を考えるべきである。問診所見、眼振所見からBPPVの合併と鑑別された場合、相応の処置をとることでメニエール病の浸透圧利尿薬を不適切に増量することやメニエール病の外科治療を過剰に勧めることは避けたい。

　一方、しっかり診断されたBPPV症例のうち、症状が半年以上遷延する難治例に限ると、蝸電図、グリセロールテスト、内耳造影MRIなどで無症候性内リンパ水腫の検出される割合は30％を越える（自験例）。内リンパ水腫の存在が耳石剥離を促す可能性は考えられそうだが、内リンパ水腫を合併するBPPV症例の再発抑制に対して内リンパ水腫治療が有効であるかの検討はされてはおらず、今後の課題として残っている。

2） メニエール病と耳硬化症

　この両者はそれぞれ内耳と中耳の疾患であり、誤診はまずあり得ないと考えるかもしれない。メニエール病は感音難聴の増悪とともに、数時間続く回転性めまい発作をくり返す。耳硬化症は若年時代から徐々に悪化する伝音難聴疾患で、めまいはあっても浮動感程度である。このように、両者とも典型例であれば鑑別はそれほど難しくはない。しかしながら、**両者とも低音障害型の難聴を呈し、両側性に増悪する場合**もある。めまいに関しても、両者とも回転性のこともあれば、はっきりしない浮動性のこともある。鑑別の頼みの綱である低音域の骨導閾値に関しても、両者とも混合性にでる場合があり、耳硬化症を特徴付けるはずの As タイプのティンパノ・グラムやアブミ骨筋反射減弱も病期によっては正常範囲内に収まることも少なくない。最近では、耳硬化症 15 例 21 耳に内耳造影 MRI を行った結果、蝸牛部内リンパ水腫を 20 耳に、前庭部内リンパ水腫を 15 耳に認めたとの報告もあり[96]、両者の合併も十分に考えられる。

　両者いずれの疾患か、あるいは合併かの鑑別には、**必要に応じて時期を変え、両疾患に関する諸検査を繰り返し**、めまいおよび難聴の経過を観察する。いずれの場合であっても、不可逆的な両耳難聴に陥らせてはならない。

聴力検査 p29, 参照

3） 聴神経腫瘍とメニエール病

　聴神経腫瘍は、第 8 脳神経である聴神経に生じる腫瘍の総称である。疫学的に下前庭神経由来の腫瘍が最多である。症状は内耳道内を走る神経の種類から考えて耳鳴、難聴、めまい、顔面神経麻痺であるが、一般に腫瘍発育速度から考えて進行はきわめて遅い。したがって、年余にわたりリスクのない様々な疾患と診断されて経過観察されることも多い。

　聴神経腫瘍は、ときに**急激な腫瘍内出血や浮腫により腫瘍径は日々増大縮小**することがある。したがって、症例によっては**難聴やめまいが増悪、寛解をくり返して**メニエール病に類似した経過を辿ることが少なからず

経験される。腫瘍により間接的に内リンパ水腫をきたす可能性もあるので、聴神経腫瘍であってもメニエール病のように内リンパ水腫推定検査陽性となる場合さえある。古い教科書には、聴神経腫瘍はメニエール病に比べて温度刺激検査で高度半規管麻痺が認められる、という記載がある。しかしながら、最近では画像診断の進歩により、ごく初期の内耳道内限局小腫瘍で見つかることが多いため、半規管能正常の場合も少なくない。

メニエール病の感音難聴は一般に、低音障害型から水平型を経て高度難聴へとしだいに進行する。**谷型や高音急墜型など非典型的な聴力図を辿る**ようであれば、あるいはメニエール病の治療に反応が少ない場合には、あるいは生理的でないと思われる側方注視眼振（Bruns眼振）が認められるなど何らかの異常を感じたならば、是非とも後頭蓋窩MRIにより聴神経腫瘍を鑑別してほしい。

聴神経腫瘍 図45, p69, 参照

4）良性発作性頭位めまい症（BPPV）と小脳病変

外側半規管型BPPVは管内結石であれば一過性の方向交代性下行性（向地性）、クプラ結石であれば持続性の方向交代性上行性（背地性）の頭位眼振が認められる。一方、**小脳病変（血管病変、腫瘍病変）では、発現する眼振に一定の法則はないが、重力との関係で反重力方向に眼振が認められやすい。**すなわち、右下頭位で左向き、左下頭位で右向きの方向交代性上行性（背地性）眼振である。そこで、外側半規管型クプラ結石症は小脳疾患との鑑別が必要となる。

このような場合には中枢疾患を示唆する随伴症状の有無の観察も必要だが、一般に**中枢由来の眼振は頭位変化、経時変化で容易に眼振の種類を変化させる。**したがって、方向交代性上行性（背地性）眼振を認める症例では、左右側臥位以外にも臥位懸垂後屈や坐位など積極的に患者頭部を動かしたり、翌日も眼振観察を怠らず眼振の種類が変化していないか確認する必要がある。一方、眼振検査のみにとらわれず、神経学的検査も忘れない。検査結果によっては、頭部MRIを予定し、脳神経内科・外科にコンサルトする。

検査の項でも述べたが、めまい患者の頭部を動かす場合、めまい症状、

眼振検査 pp20-28, 参照

眼振検査 図16（A） 症例1 p28, 参照

眼振検査 図16（B） 症例2 p28, 参照

全身検索 pp14-16, 参照

悪心・嘔吐が増悪することが多い。この命に関わる鑑別診断には、頭位変化に伴う眼振を確認することの重要性を医師自身が強く自覚し、患者本人、患者家族にも説明した上で施行するよう心掛けたい。

5） 前庭神経炎後およびめまいを伴う突発性難聴後のめまい

　前庭神経炎およびめまいを伴う突発性難聴では、いずれも数日続く回転性めまいに襲われた後、体動時の誘発性めまいやふらつきがしばらく続く。しかしながら、一旦めまいやふらつきが軽快した後に、再び執拗なめまいの出現を主訴に来院する症例が少なくない。前庭神経炎あるいはめまいを伴う突発性難聴という大きな回転性めまいを経験した後に起こる執拗なめまいでは、大きく3つの可能性が考えられる。勿論、**腫瘍や梗塞などの中枢病変を否定**した上での可能性である。

　第1は**続発性BPPV**である。とくに先行疾患における上前庭神経障害によって、同神経支配領域にある卵形嚢に影響が及び、先行疾患罹患後しばらくして卵形嚢耳石が剥離するという。続発性内リンパ水腫、前庭代償不全との鑑別にはしっかりした問診と、場合によっては耳石器機能検査の施行が必要となる。

　第2は**続発性内リンパ水腫**である。とくに先行疾患における血流障害やウイルス性障害によって血管条の内リンパ産生や内リンパ嚢の内リンパ吸収に影響が及び、先行疾患罹患後しばらくして内リンパの産生と吸収の恒常性が破綻するという。続発性BPPV、前庭代償不全との鑑別にはしっかりした問診と、場合によっては内リンパ水腫推定検査の施行が必要である。

　第3は**前庭代償不全**あるいは**前庭代償遅延**である。急性末梢前庭障害疾患では、適切な治療で内耳平衡器と前庭神経を含む末梢前庭系の障害が治れば、回転性めまい発作は消失する。さらにこの障害が治らなくても、動的前庭代償、つまり中枢神経系による代償がうまく働けば、頭部運動や体動に応じて体のバランスが取れるようになる。ところが、この動的前庭代償は常に確実に働いてくれるとは限らない。急性末梢前庭疾患によって受けた前庭系の障害が非常に大きい場合や変動する場合[97]、高齢患者[98]であったり、合併症によっては動的代償が進みにくく、頭部運動

静的・動的前庭代償
pp96-97,参照

や体動のたびに誘発される浮動感に悩まされる。残念ながら急性期治療によって末梢前庭機能が回復しなかった場合、後遺症としての誘発性めまいやふらつきが治るか否かは、中枢神経系による前庭代償に期待するしかない。しっかりした問診と眼振検査によるおよその鑑別診断、温度刺激検査やVEMP等による末梢前庭機能障害の有無の確認、回転刺激検査等による動的前庭代償不全の検出が重要である。

　前庭神経炎あるいはめまいを伴う突発性難聴罹患後に生じるこれら3つの病態を、問診と眼振である程度鑑別する場合のポイントを挙げる。**BPPV**であれば、頭部運動や体動による誘発性回転性めまいが数分程度持続し、静止すればそれが収まる。後半規管型であれば患側後屈位で回旋性眼振を認め、外側半規管型であれば方向交代性水平性眼振が認められる。**内リンパ水腫**であれば、発作によるめまいは通常回転性であり、誘因無く始まり10分から数時間は持続する。めまい発作時には患側向き、しばらくして健側向きの水平回旋混合性眼振が認められる。**前庭代償不全**であれば、頭部運動や体動による誘発性浮動性めまいが生じ、動くたびに同症状は繰り返される。一側末梢前庭機能の低下を前提として病態なので、頭振り眼振が健側向きに認められることが多い。

Ⅲ. めまい治療戦略の立て方

1 一般的めまいの薬物治療

　ここでは、まず生命予後に関わる中枢性（脳）疾患由来を除き、主として末梢性（内耳）疾患由来を想定した、各診療科特有の専門的知識、技術を必要としない「めまい症状」に対する治療を述べる。

　多くのめまい疾患では、薬物投与の如何に関わらず悪心、嘔吐を伴う激しいめまいは数時間で収まることも多いが、therapeutic nihilist になることなく、**速やかに苦しみから患者を解放するよう心掛けたい**。そのためには即効性の薬物をまず点滴、筋注し、嘔吐が収まり、薬物の服用が可能になりしだい、速やかに投薬を開始する。

　めまいはその疾患の性質や病期によって、毎日反復する場合もあれば、年に1、2回突然に生じることもある。したがって、経過が順調に見える場合でも、めまい発作時に服用したことがあり、**患者自身が有効と感じている抗めまい薬があれば、それを常に頓服として携帯してもらう**。同時に、不要な心配を払拭するために、**コントロールできない発作が生じた場合、可能な限りいつでも対応することを伝えておきたい**。めまいには難聴が随伴する場合が多い。聴覚系組織は脆弱であり再生しないことがよく知られているので、めまいに気を取られて難聴の治療をなおざりにすべきではない。また、**聴力への安全性が保証されない治療を、両側メニエール病のように両側内耳機能低下の恐れがある症例に対して行うことは極力避けたい**。疾患別の個別治療法は、基本的に各疾患の項の最終段落と巻末に記載したので参照いただきたい。ポイントは**疾患別の個別療法を以下に示す症状と病期を考慮した対症療法にうまく組み合わせること**である。

1）急性期の治療

問診の実際 p9, 参照

　急性期とは図48（A）のごとく、内耳前庭から中枢前庭神経核への入力に著明な左右差が生じるため、目前の景色または自身が回転する感覚を

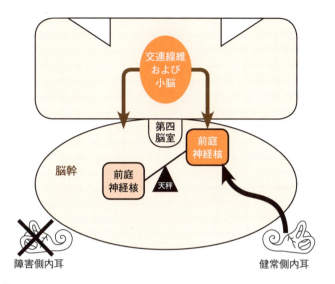

(A) 急性期

急性期とは、急性に一側内耳からの入力が途絶え、中枢前庭神経核の神経活動性に著明な左右差が生じる（天秤が著明に傾く）ため、目の前の景色が回ったり、自身が回転したりする感覚を自覚する時期である。

図48　末梢前庭障害の治癒過程

覚える。また、激しい平衡失調や悪心嘔吐に苦しむ時期でもある。この時期の治療は、めまい発作を軽減するための抗めまい薬：ドラマミン®（ジメンヒドリナート）、トラベルミン®（ジフェンヒドラミン・ジプロフィリン）、セファドール®（塩酸ジフェニドール）、メリスロン®（メシル酸ベタヒスチン）、トリノシン顆粒®（アデノシン三リン酸ナトリウム）、悪心、嘔吐等の自律神経症状を軽減するための制吐薬：プリンペラン®（メトクロプロラミド）、発作に対する不安や高ぶりを抑える抗不安薬：ホリゾン®（ジアゼパム）、セルシン®（ジアゼパム）、デパス®（エチゾラム）、メイラックス®（ロフラゼプ酸エチル）、抗うつ薬：ドグマチール®（スルピリド）、フェノバール®（フェノバルビタール）の内服が用いられる。脱水傾向になるため、その補正にメイロン®（7%炭酸水素ナトリウム）の点滴や静注を行う。

急性期処方例：

A. 投薬の一例

経口内服

　　ドラマミン®　　　50mg　1錠　屯服

筋肉注射

　　ホリゾン®注　　　10mg　0.5〜0.7A（血圧を考慮のこと）

点滴注射 1日1回（強い血管痛ある場合は中止）

  メイロン®   250ml 1袋
  トリノシン®注 20mg 1A
  プリンペラン®注 10mg 1A
  セルシン®注 5mg 1A（ホリゾン®の筋肉注射時には省く）

 注：過換気症候群の場合は血液のアルカローシスを助長するためメイロンは控える。

B. 追加投薬の一例

上記で軽快しない場合は以後上記3の点滴を1日1回続行するとともに下記内服処方を追加する。

  ドラマミン® 50mg 2錠分4 朝昼夕眠前
  ドグマチール® 50mg 2錠分2 朝夕
  セファドール® 25mg 1錠分1 昼

注：以上を長くて4-7日継続し、間歇期処方例に移行する。

2）間歇期の治療

間歇期に入ると、症状の改善に応じて急性期に投与した薬物の種類の変更、減量を行い、緩やかに間歇期の治療に移行していく。図48（B）のごとく、発作間欠期における浮動感の治療には内耳機能／内耳循環の改善のため、抗めまい薬：セファドール®、メリスロン®、トリノシン顆粒®が用いられる。聴力改善、半規管能改善を含めた積極的な内耳治療には、高血圧、糖尿病に注意を払いながら、プレドニン®（プレドニゾロン）の追加投与を考えたい。

間歇期処方例：

C. 急性期処方に続く投薬の一例

  ドラマミン® 50mg 1.5錠分3 朝昼夕→1錠分2 朝夕→0錠に暫減
  ドグマチール® 50mg 2錠分2 朝夕→1錠分1 昼→0錠に漸減
  セファドール® 25mg 1錠分1 昼→1錠分2 朝夕→0錠に漸減

 注：以上を4週間継続し、以後は必要に応じて慢性期の治療に移行する。長期にわたる漫然とした投薬は禁忌である。治療の途中患者を他医に紹介する場合、紹介医の処方がそのまま年余にわたり継続処方されることがあるので注意したい。めまい頓服薬の携行、禁煙と運動は続行したい。

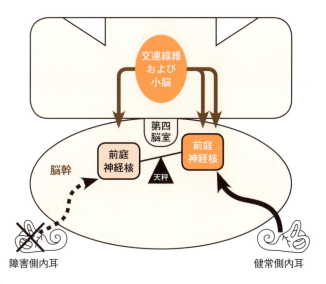

(B) 間歇期

間歇期とは、一側内耳からの入力がやや回復するとともに、前庭小脳や前庭交連線維により応急的に健常側の中枢前庭神経核の神経活動性が抑制され、中枢前庭系の著明な左右差（天秤の傾き）がやや是正されようとする時期である。

経験することの多い副作用として、ドラマミン®には眠気があり、車の運転に注意する。セファドール®は口渇に注意する。ドグマチール®は抗うつ薬だが制吐作用をもつ胃薬の効果もある。食欲の増加を喜ぶ患者のある一方で、時に体重増加がありこれを嫌う女性もいる。患者が途中で服薬を希望しない場合、本剤は他の抗うつ薬と比較してはるかに即効性があるので、数日で治療効果の見られぬ場合は中止して差し支えない。反対に症状が消失しても服薬継続を希望する患者には2日に1錠、3日に1錠と減量し、最終的にはゼロとする。

D. 追加投薬の一例

難聴を伴う疾患ではトリノシン顆粒®3.0g分3、メチコバール®（メコバラミン）500μg3錠分3、メニエール病の場合にはイソバイド70%®（イソソルビド）60-90 ml/日を追加する。長期投与の場合は45ml/日に減量する。

3）慢性期の治療

　慢性期におけるめまい治療は、急性期に生じた中枢前庭神経核レベルでの神経活動性の左右差を是正することが中心となり、時期的に内耳前庭機能の劇的な回復は期待しにくい。図48Cのごとく、交連線維、小脳から健常側前庭神経核への抑制強化が重要で、基本的には次項に示すように、めまいリハビリテーションによる左右差是正神経回路の活性化が中心となる。薬物治療はあくまで補助的であり、漫然と長期にわたり投与すべきではない。GABAA受容体抑制を強化する薬理作用を期待して、ベンゾジアゼピン系の抗不安薬（デパス®、メイラックス®など）を短期的に使用する場合がある。この時期には頭部運動や体動による誘発性めまいが生じやすいので、必要に応じて酔い止め、めまい止めのドラマミン®、トラベルミン®を頓服用に準備しておく。

慢性期処方例：

E. 投薬の一例

　　セファドール®　　25mg　　1錠分1　　朝
　　メイラックス®　　1mg　　　1錠分1　　朝
　　ドラマミン®　　　50mg　　 1錠　　　 屯服
　　注：投薬は症状を見ながら、漫然と長期にわたらぬよう心掛ける。

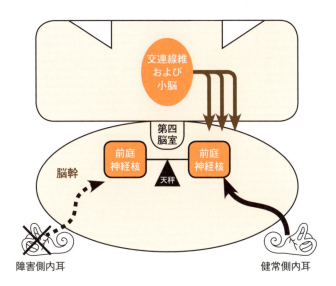

(C) 慢性期

　慢性期とは、一側内耳からの入力の回復が進まなくても、前庭小脳や前庭交連線維からのさらなる強力な健常側抑制作用により、急性期に生じた中枢前庭神経核レベルでの神経活動性の左右差は是正される（天秤は釣り合う）時期である。したがって、静的すなわちじっとしていれば浮動感は感じないが、この段階の中枢前庭系の左右均衡はまだ不安定であり、動的すなわち体動時に浮動感が誘発される。

2 前庭代償とめまいリハビリテーション

1）静的・動的前庭代償

　前項の一般的めまいの薬物治療でも示したように、めまい発作は急性期、間歇期、慢性期に分けられる（図48 A, B, C）。慢性期には中枢前庭系の神経活動性の左右差は是正され、多くの場合じっとしていればめまいを感じないという**静的前庭代償**は達成される。しかしながら、前庭交連線維や前庭小脳による前庭神経核の抑制と脱抑制で成り立っている不安定な左右差の均衡は、急な動作時に容易に破綻し、誘発性浮動性めまいが引き起こされる。これを**動的前庭代償不全あるいは遅延**と呼ぶ[97,98]。

　最近われわれは、一定の急性期治療により半規管麻痺が回復しなかった末梢性めまい疾患患者の日常生活障害度を左右する重要な過程である動的前庭代償の予後を、末梢性めまい疾患別に検討し報告した[90]（図49）。**半規管麻痺がある時期に固定する**前庭神経炎およびめまいを伴う突発性難聴は**動的前庭代償が進みやすく**、半規管麻痺が日々変動するメニエール病、聴神経腫瘍は動的前庭代償が進みにくいことが明らかとなった。さらに、**内耳に病変を持つ**めまいを伴う突発性難聴およびメニエール病は、前庭神経1次求心性ニューロンに病変を持つ前庭神経炎および聴神経腫瘍より、それぞれ**動的前庭代償は速やかに進む**ことがわかった。半規管麻痺が軽度であれば動的前庭代償が速やかに進むことから、急性期に半規管麻痺を軽減させるような、**短期的なステロイドの全身投与は可能な限り積極的に行うべき**である[75,76]。

　急性期、間歇期に可能な限りの薬物治療を行っても、内耳機能は改善せず動的前庭代償も進まないままに慢性期を迎えることは、とくに高齢者や様々な全身合併症を有する患者において珍しいことではない[97,98]。この慢性期における動的前庭代償不全の治療の中心となるのは、運動によるめまいリハビリテーションである。通常人間は、耳石・半規管からの平衡覚情報、網膜からの視覚情報、腰膝足底からの体性感覚情報を小脳がうまく制御する、すなわち野球チームに喩えるなら個々の選手を監督がうまく采配することで、身体の平衡保持機構は成立、すなわち甲子

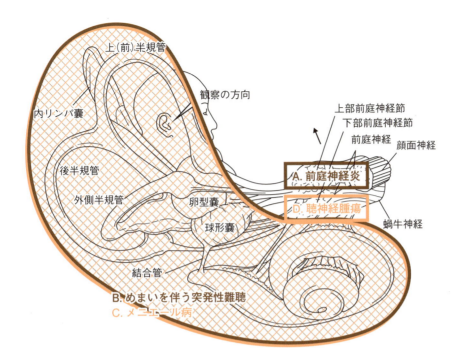

図49 前庭神経炎、めまいを伴う突発性難聴、メニエール病、
聴神経腫瘍の病理病態と障害部位

(A) 前庭神経炎は1次求心性ニューロンのウィルス性障害、(B) めまいを伴う突発性難聴はコルチ器および前庭を含めた内耳の血管障害であろうと推察されている。いずれも機能障害は固定性疾患である。さらに、(C) メニエール病はコルチ器を含めた内リンパ水腫疾患、(D) 聴神経腫瘍は1次求心性ニューロン、とくに下前庭神経に最も発生する腫瘍性疾患である。いずれも機能障害は変動し得ると考えられる。

園で優勝できるのである。めまいリハビリテーションはこの平衡保持機構の乱れを訓練によって是正する治療法であり、大きく2種類のコンセプト、感覚強化リハビリテーションと感覚代行リハビリテーションに分けられる。

2）感覚強化リハビリテーション

平衡系の一部、例えば一側あるいは両側の末梢前庭機能が廃絶してしまった症例の、慢性期における誘発性めまいに対する治療である。**患者が持っている残りの臓器、すなわち健常側の半規管、視覚、体性感覚を**

強化することで、**失った末梢前庭機能を代償**するというコンセプトの治療である。野球チームに喩えるなら、9人野球のチームで1人怪我人が出たとき、他の8人をさらに鍛え上げることで優勝しようとするコンセプトである。

現代の平衡障害に対するリハビリテーションの原型は、Cawthorneによって形作られた。現在、メニエール病に対して内耳全破壊術が行われることはまずないが、当時彼はこの術式を好み、結果として術後平衡失調を来した患者に行った訓練が、Cawthorne's head exercise である[99]。現在、国内の感覚強化リハビリテーション法として知られているものに、北里大学方式[100]、信州大学方式[101]、岐阜大学方式[102]、奈良医大方式[103] などがある。

巻末資料を参照

北里大学方式は、Dixの体操を参考に考案された仰臥または坐位訓練用9、立位訓練用9、計18マニュアルが基本訓練として示されている。信州大学方式では、それらのうち気分が悪くなったり危険であったりする理由から眼球運動と階段の昇降運動を除外し、代わりに注視を付加した頭部運動を十分行う。奈良医大方式は、代償不全過程で代償が視性にあるいは体性感覚に偏っているかどうかを、重心動揺検査の項でも述べたように、Romberg率および閉眼ラバー比で検索しつつ、開眼、閉眼あるいはハード・フロア、ソフト・フロアを使うことで、代償が視性に偏っているのであれば体性感覚、体性感覚に偏っているのであれば視性に重点を置いた内容に修正している。巻末に北里大学方式を示す。

静的・動的体平衡検査(付)重心動揺検査 p16, 参照

医療すべてに共通ではあるが、とくにリハビリテーションの指導に際しては、患者の回復後の職業に対する配慮、親身になって元気づける配慮を必要とする[104]。また、**リハビリテーション通院後も患者自身によるリハビリの継続**はきわめて望ましい[105]。

3) 感覚代行リハビリテーション

一側あるいは両側の末梢前庭機能が廃絶してしまった症例の、慢性期における誘発性めまいに対する治療である。前記のような、患者が持っている残りの臓器による代償がうまくいかない場合、**代替機器を用いて平衡感覚入力を増加させ、平衡代償を完成**させる治療である。野球チー

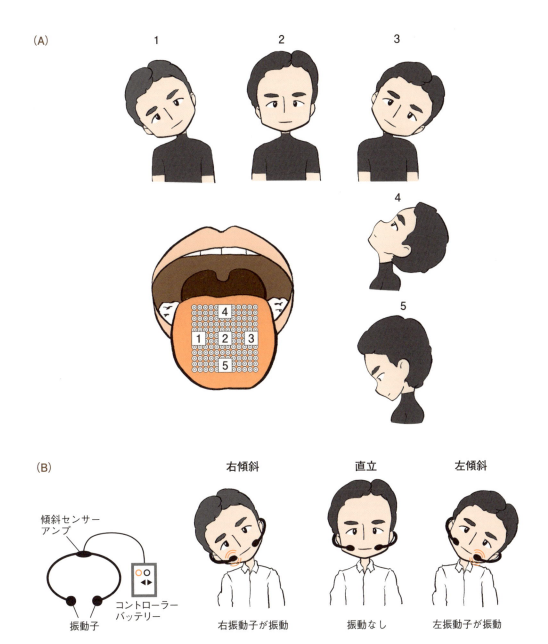

図50 奈良医大・めまいセンターにおける感覚代行リハビリテーション

(A) 舌感覚入力
　頭部の傾きを感知する加速度計を包埋した電極アレイを舌表面に置く。1から5のように頭部が傾いたとき、加速度計からの情報がプロセッサーで電気信号に変換され、電極アレイの1から5の部位に送られ、同部位に微小電流が流れるしくみになっている。前後左右の傾きに対して、体性感覚代行が期待できる。

(B) 下顎感覚入力
　頭部が左右に傾いたとき、後頭部に位置する傾斜センサーからの情報が、両側下顎皮膚に接している振動子に送られ、振動するしくみになっている。左右の傾きに対して、体性感覚代行が期待できる。

ムに喩えるなら、9人野球のチームで1人怪我人が出たとき、他の8人ではプレイ続行困難なので外から選手を連れてきて優勝しようとするコンセプトである。

奈良県立医科大学附属病院めまいセンターでは、舌感覚入力[106]（図50A）、下顎感覚入力[107]（図50B）の感覚入力支持により動的前庭代償を補完する新規治療法を進めている。通常では、姿勢が右に傾き倒れそうになると、足底等の深部知覚によりその情報を認識し、姿勢を左に立て直す。感覚代行では、姿勢が右に倒れそうになったとき、代わりに舌表面あるいは下顎表面のセンサー右側に微弱電流あるいは微弱振動が生じ、その情報に従い体勢を左に立て直す。これを1日に何回か時間設定して繰り返し行うことで、センサーを外した状態でも姿勢を保持できる、いわゆる持ち越し効果が期待できるという。どのような症例に著効し、どのような症例に無効であるのかも含めて現在導入を検討中だが、将来的に期待し得るめまいリハビリテーション法である。

3 原因不明または難治性めまい患者対策

　めまいは本来、診療科横断的性格の強い症候であるが、めまいに関する十分な知識をもって注意深く対応することで、多くの患者にその治療を納得してもらうことができる。それができない場合として、以下の3つのケースがある。第1にその疾患の診断と治療に**他の診療科特有の知識や技術を必要とする場合**。第2にめまい疾患の多くは診断のために必ずしも特殊な機器を必要としないが、**時にMRIあるいは神経耳科の専門的な機器を必要とする場合**。そして第3に**手術治療や副作用の少なくない特殊な薬物治療を要する場合**である。上記いずれの場合も患者紹介が必要となる。

　聴神経腫瘍患者は難聴を伴うので耳鼻咽喉科を初診するが、治療は脳神経外科に依頼することが多い。MRIが普及する以前の調査であるが、80大学病院のうち71大学病院の脳神経外科で、耳鼻咽喉科から当該患者がどの程度紹介されたかを報告した論文を読んだことがある。脳神経外科で扱う脳腫瘍のうち聴神経腫瘍の占める割合は平均7.1%、そのうち耳鼻咽喉科から紹介された聴神経腫瘍は2年間で1施設平均4例、全体の48.8%であった。内容は耳鼻咽喉科から2年間で10例以上紹介されたとの回答が4施設あった一方で、2年間に耳鼻咽喉科から紹介された聴神経腫瘍は0または1例だけであったとの回答は24施設あった（この中に耳鼻咽喉科で聴神経腫瘍の手術を行う施設は含まれていない）。耳鼻咽喉科から脳神経外科への紹介患者数は大学病院間であっても大差があったという[108]。

　Subspecialtyの分化しつつある現在、神経耳科への関心度は基幹病院間にも大きな相違があると思われるので、紹介先の選択は日本めまい平衡医学会ホームページ（http://www.memai.jp/）より、**めまい専門会員リスト**、**めまい相談医リスト**、さらに**学会発表の内容**を参考に、平素から検討しておきたい。

1) 診療科横断的めまい患者対策

いずれの診療科の医師がめまい患者を診察しても、適切な問診などから得られた情報により末梢性（内耳）疾患の可能性が大きく、さらに随伴症状として難聴があれば、耳鼻咽喉科医の意見を求める必要がある。診察室に入ってくる時から歩行失調が著しく、問診でめまいの経過、随伴症状などから中枢疾患が推定されれば、脳神経外科医、神経内科医の見解を求めたい。めまい患者を他のいずれの診療科に紹介する場合でも、とくに心因性めまいが推測され精神神経科、心療内科に紹介する場合は、**単に診療を依頼するだけでなく、同時に患者の平衡保持機構での器質的疾患の有無を詳細に告知することで適切な診療が期待できる**[109]。

心因性疾患 p79, 参照

2) 治療困難なめまい患者対策

めまいには診療科横断的性格が強いが、難治性めまい患者が耳鼻咽喉科を受診する機会は多い。通常の耳鼻咽喉科診療所には、少なくとも純音聴力検査機器およびフレンツェル眼鏡はあると考えられる。したがって、良性発作性頭位めまい症、メニエール病、前庭神経炎、めまい突難をはじめ、多くのめまい疾患の対処は可能である。しかしながら、難聴、眼振の発現が軽微で施設の有する検査機器のみでの診断や病態把握が困難な場合、あるいは障害部位の詳細とその経時変化の把握が必要な場合は、耳石器の状態を診るための各種 cVEMP、oVEMP、SVV、内リンパ水腫の状態を診るための蝸電図、グリセロール検査、フロセミド検査、内耳造影 MRI、上・下前庭神経の障害程度を診るための各種 VEMP、vHIT、SVV など、**神経耳科学的検査、画像検査が施行可能な施設に紹介する**ことになる。

耳鼻咽喉科・診療所でも、副作用の生じやすいステロイドを使用する機会が多い。たとえば、めまい突難の聴力改善にはステロイドが第一選択であるが、前庭神経炎でも半規管を改善させるためにステロイドを使用すべきという意見がある[75,76]。ステロイド適応症例に様々な合併症

を持つケースもある。糖尿病や高血圧などの合併症を有するこれらの症例は、**効果の期待できない少量のステロイドを投与する消極的治療を選択するより、各診療科と容易に協調できる総合病院のめまい専門施設に治療を依頼する**方が良い。

　効果の現れない難治症例には、患者の置かれている社会的立場も考慮して、無効な投薬を含む保存的治療を継続することなく、手術治療たとえばBPPVに対する半規管遮断術、メニエール病に対する内リンパ嚢開放術、あるいは一側／両側高度前庭機能障害患者の前庭代償に対するリハビリ治療のあることを説明する必要がある。手術治療、リハビリ治療の長所、短所をよく話し合い、合意の上で施行可能な専門施設に紹介することが望ましい。ただし、**めまい疾患の手術経験を持つ医師は少ないから、自身で曖昧な説明をするより、手術経験を持つ医師に手術をしない場合の経過、手術をした場合の手術の安全性と有効性の説明を求める目的で紹介する**方がより良い場合もある。

おわりに

　めまいという症候を示す疾患には、良性発作性頭位めまい症やメニエール病のように何ら治療を加えなくても、一見発作以前の状態に回復したように見える疾患がある。一方、脳幹・小脳梗塞のように、時に治療を加える時間すら与えられない疾患もある。これら診療科横断的疾患の多いめまいは、耳鼻咽喉科医を含め関連診療科医師にとって診療の対象としにくい分野とされてきたように思う。本書が、これらのめまいにまつわる難しい諸条件を克服させるだけでなく、日々のめまい診療に自信と、さらに満足感をお持ちいただくことへの一助になれば、これに過ぎる歓びはありません。

参考図書・文献

参考図書

編集：松永亨．図説臨床耳鼻咽喉科講座2．神経耳科学．メジカルビユー社、東京、1984

編集：檜學、渡辺勈．臨床耳鼻咽喉科頭頸部外科全書5A めまい平衡失調1．金原出版、東京、1988

編集：檜學、渡辺勈．臨床耳鼻咽喉科頭頸部外科全書5B めまい平衡失調2．金原出版、東京、1988

編集：檜學、渡辺勈．臨床耳鼻咽喉科頭頸部外科全書5C めまい平衡失調3．金原出版、東京、1988

編集：松永亨．メニエール病とその周辺疾患．耳鼻咽喉科頭頸部外科 MOOK 7．金原出版、東京、1988

Kitahara M (ed). Meniere's disease. Springer Verlag, Tokyo, 1990

加我君孝．めまいの構造．金原出版、東京、2006

北原糺．めまいの待合室．金原出版、東京、2008

編集：日本めまい平衡医学会．イラストめまいの検査．診断と治療社、東京、2009

編集：厚生労働省前庭機能異常に関する調査研究班．メニエール病診療ガイドライン．金原出版、東京、2011

Suzuki M (ed). Basic and clinical approach to BPPV based on model experiment results. SPIO, Tokyo, 2012

編集：浅井友詞、中山明峰．前庭リハビリテーション．三輪書店、東京、2015

参考文献

1. 北原　糺：どのような症例を専門家にまわすのか？ MB ENTONI 188：1-6, 2016
2. Suzuki M：Importance of differential diagnosis. p125. Ed. by Suzuki M, Basic and clinical approach to BPPV based on model experiment results. SPIO, Tokyo, 2012
3. Dandy WE：The surgical treatment of Meniere's disease. Surg Gynec Obstet 72：421-25, 1941
4. Ozono Y, Kitahara T, Tomiyama Y, et al：Differential diagnosis of vertigo and dizziness at the emergency department. Acta Otolaryngol 134：140-145, 2014
5. 松永　亨、荻野　仁：めまいの種類と病巣診断．p59. 図説臨床耳鼻咽喉科講座2 神経耳科学、メジカルビュー社、東京、1988
6. Kitahara M, Uno R：Equilibrium and vertigo in a tilting environment. Ann Otol Rhinol Laryngol 76：166-178, 1967
7. Kitahara M：Effect of the Otolith system on nystagmus. Experimental observations on optokinetic nystagmus in respect of the statocysts in the crab. Acta Otolaryngol 63：579-586, 1967
8. Young ED, Femandez C, Goldberg JM：Responses of squirrel monkey vestibular neurons to audio-frequency sound and head vibration. Acta Otolaryngol

84：352-360, 1977

9. Fukuda T, Hinoki M, Tokita T：Provocation of labyrinthine reflex by visual stimuli. Acta Otolaryngol 48：425-432, 1957
10. 北原正章、佐藤利子：視刺激介在下における人の迷路反射. 耳鼻臨床. 56：574-578, 1963
11. Cohen B, Henn V, Raphan T, et al：Velocity storage, nystagmus and visual-vestibular interactions in humans. Ann N.Y. Acad Sci 374：421-433, 1981
12. Fukuda T, Tokita T, Hinoki M, et al：The physiology of training. Acta Otolaryngol 56：239-249, 1963
13. 佐々木和夫：姿勢・運動の調節と小脳. p204-212, 臨床耳鼻咽喉科頭頸部外科全書 5A [1]、金原出版、1988
14. Martin JP：The basal Ganglia and Posture. Pitman Medical, London, 1967
15. Kitahara M：Acceleration registrography. Ann Otol Rhinol Laryngol 74：203-214, 1965
16. 関谷　透：頭部および身体格部の加速度記録図. めまい・平衡失調　編集　檜學、渡辺勈　174-184、金原出版　東京 1989
17. 宮田英雄：足踏み検査. p19. イラストめまいの検査. 編集：日本めまい平衡医学会. 診断と治療社、東京、2009
18. 藤本千里、岩崎真一、山岨達也：ラバー負荷重心動揺検査による末梢前庭障害の予備的診断. Equilibrium Res 71：472-477, 2012
19. 藤本千里：ラバー負荷検査の有用性と今後の展望. Equilibrium Res 75：112-146, 2016
20. 日本めまい平衡医学会：赤外線CCD／MOSカメラによる頭位および頭位変換眼振検査マニュアル. Equilibrium Res 71：64-66, 2012
21. 髙橋克昌、古屋信彦：VOG. Equilibrium Res 62：239-244, 2003
22. 松原秀春、澤田正樹、竹田泰三他. 垂直性眼振を伴った両側メニエール病の1例. 耳鼻臨床 68：1413-1416, 1975
23. 滝　正勝、長谷川達央、他：下眼瞼向き眼振を認めたメニエール病の2例. Equilibrium Res 72：176-181, 2013
24. Minor LB, Carey JP, Cremer PD, et al：Dehiscence of bone overlying the superior canal as a cause of apparent conductive hearing loss. Otol Neurotol 24：270–278, 2003
25. Merchant SN, Rosowski JJ. Conductive hearing loss caused by third-window lesions of the inner ear. Otol Neurotol：29：282–289, 2008
26. Koizuka I, Seo Y, Murakami M, et al：Micro-magnetic resonance imaging of the inner ear in the guinea pig. NMR Biomedicine 10：31-34, 1997
27. Naganawa S, Komada T, Fukatsu H, et al：Observation of contrast enhancement in the cochlear fluid space of healthy subjects using 3D-Flair sequence at 3 Tesla. Eur Radiol 16：733-737, 2006
28. 北原正章：内リンパ水腫の今昔. 耳鼻臨床 109：139-144, 2016
29. 武田憲昭：メニエール病における内リンパ水腫の過去と未来. Equilibrium Res 75：521-526, 2016
30. 室伏利久. 診断基準化委員会：平衡機能検査基準化のための資料. 音刺激検査. 2015年改訂. Equilibrium Res 74：557-559, 2015

31. Klockhoff I, Llindblom U：Endolymphatic hydrops revealed by glycerol test. Acta Otolaryngol 61：459-462, 1966
32. Futaki T, Kitahara M, Morimoto M：The furosemid test for Meniere's disease. Acta Otolaryngol 79：419-524, 1975
33. Yoshie N：Diagnostic significance of the electro-cochleogram in clinical audiology. Audiology 2：504-539, 1973
34. 森　望、浅井英世：蝸電図. p80-85、メニエール病とその周囲疾患. 耳鼻咽喉科頭頸部外科 MOOK 7、編集：松永亨、金原書店、東京、1988.
35. Nakashima T, Naganawa S, Sugiura M, et al：Visualization of endolymptic hydrops in patients with Meniere's disease. Laryngoscope 117：415-420, 2007
36. Ito T, Kitahara T, Inui H, et al：Endolymphatic space size in patients with Meniere's disease and healthy controls. Acta Otolaryngol, in press
37. Fiorino F, Pizzini FB, Beltramello A, et al：Progression of endolymphatic hydrops in Ménière's disease as evaluated by magnetic resonance imaging. Otol Neurotol 32：1152-1157, 2011
38. Okuno T, Sando I：Localization, frequency, and severity of endolymphatic hydrops and the pathology of the labyrinthine membrane in Menière's disease. Ann Otol Rhinol Laryngol 96：438-445, 1987
39. 武田憲昭、肥塚　泉、西池季隆、他：良性発作性頭位めまい症の臨床的検討と耳石器機能. 日耳鼻 100：449-456, 1997
40. Halmagyi GM, Curthoys IS：A clinical sign of canal paresis Arch Neurol, 45：737-739, 1988
41. 池園哲郎：Video head impulse test. Equilibrium Res 74：407, 2015
42. Weber KP, MacDougall HG, Halmagy GM, et al：Impulsive testing of semicircular canal function using video-oculography. Ann NY Acad Sci 1164：486-491, 2009
43. 新藤　晋、杉崎一樹、伊藤彰紀、他：新しい半規管機能検査法－video Head Impulse Test－. Equilibrium Res 73：22-31, 2014
44. 阿久津征利、北島明美、三上公志、他：video Head Impuls Test. 温度刺激検査、VEMP を用いた前庭神経炎の障害部位の検討. Equilibrium Res 74：534-540, 2015
45. Schuknecht HF：Cupulolithiasis. Arch Otolaryngol 90：765-778, 1969
46. Hall SF, Ruby RR, McClure JA：The mechanics of benign paroxysmal vertigo. J Otolaryngol 8：151-158, 1979
47. 真貝佳代子、今井貴夫、滝本泰光、他：良性発作性頭位めまい症の診断のための問診の試作. Equilibrium Res 73：37-43, 2014
48. 日本めまい平衡医学会診断基準化委員会：良性発作性頭位めまい症診療ガイドライン（医師用）Equilibrium Res 68：218-225, 2009
49. Imai T, Ito M, Takeda N, et al：Natural course of the remission of vertigo in patients with benign paroxysmal positional vertigo. Neurology 64：920-921, 2005
50. American Academy of Neurology：Practice parameter：therapies for benign paroxysmal positional vertigo (an evidence-based review). Nuerology 70：2067-2074, 2008

51. 吉波和隆、北原 糺、今井貴夫、他：難治性 BPPV に対する責任半規管の同定と半規管遮断術. Equilibrium Res 68：192-197, 2009

52. Yamakawa K：Uber die pathologische Veranderung bei einem Meniere-Kranken. J Otolaryngol Jpn 44：2310-2312, 1938

53. Hallpike CS, Cairns H：Observations on the pathology of Meniere's syndrome. J Laryngol Otol 53：625-655, 1938

54. Schuknecht HF：Pathophysiology of endolymphatic hydrops. Arch Otorhinolaryngol 212：253-262, 1976

55. 北原正章：宿題報告メニエール病の基礎と臨床. 日耳鼻 84：1353-1361, 1981

56. Kitahara M, Futaki T, Nakano K, et al：Ethnic aspect of Meniere's disease. Equilibrium Res Suppl 1：104-110, 1971

57. 内藤 儁：宿題報告メニエール病. 耳喉科 66（増 1）：1-48, 1973

58. Watanabe I：Ménière's disease with special emphasis on epidemiology, diagnosis and prognosis -Review-. ORL J Otorhinolaryngol Relat Spec 42：20-45, 1980

59. Takeda T, Kakigi A, Saito H：Antidiuretic hormone (ADH) and endolymphatic hydrops. Acta Otolaryngol Suppl 519：219-222, 1995

60. Kitahara T, Doi K, Maekawa C, et al：Meniere's attacks occur in the inner ear with excessive vasopressin type-2 receptors. J Neuroendocrinol 20：1295-1300, 2008

61. Maekawa C, Kitahara T, Kizawa K, et al：Expression and translocation of aquaporin-2 in the endolymphatic sac in patients with Meniere's disease. J Neuroendocrinol 22：1157-1164, 2010

62. 北原正章、北野博也、鈴木幹男、他：メニエール病の両側罹患. p48-51. 厚生省特定疾患前庭機能異常調査研究班 昭和 63 年度研究報告書、1989

63. Kitahara M, Kitano H, Suzuki M：Meniere's disease with bilateral fluctuant hearing loss. p15. Ménière's disease. Ed. by Kitahara M, Springer Verlag, 1990

64. Yazawa Y, Kitahara M：Bilateral endolymphatic hydrops in Meniere's disease：Review of temporal bone autopsies. Ann Otol Rinol Laryngol 99：524-528, 1990

65. 高橋正紘：有酸素運動で著明に改善したメニエール病進行例の一例. Otology Japan 18：126-130, 2008

66. 森 望：内リンパ嚢からみたメニエール病の治療. p126-131. メニエール病の成因と治療——内リンパ嚢の役割を中心に——. 第 109 回日本耳鼻咽喉科学会総会宿題報告モノグラフ. 香川大学耳鼻咽喉科学講座、香川、2008

67. 北原 糺：7. めまい 28) メニエール病に対する内リンパ嚢開放術のエビデンスは？ EBM 耳鼻咽喉科・頭頸部外科の治療 2015-2016：編集：池田勝久、武田憲昭、香取幸夫、原渕保明、丹生健一、中外医学社、p118-123, 2015

68. Kitahara T, Kubo T, Okumura S, et al：Effects of endolymphatic sac drainage with steroids for intractable Meniere's disease：A long-term follow-up and randomized controlled study. Laryngoscope 118：854-861, 2008

69. 矢沢代四郎：内リンパ水腫に関する組織学的研究. 耳鼻臨床 74：2450-2506, 1981

70. Lermoyez M：Le vertige qui fait entendre. La Presse Medicale 27：1-3, 1919

71. Schuknecht HF：Delayed endolymphatic hydrops. Ann Otol Rhinol Laryngol 87：743-748, 1978

72. Dix MR, Hallpike CS：The pathology, symptomatology and diagnosis of certain common disorders of the vestibular system. Ann Otol Rhinol Laryngol 61：987-1016, 1952

73. Schknecht HF, Kitamura K：Vestibular neuritis. Ann Otol Rhinol Laryngol 90：1-19, 1981

74. Furuta Y, Takasu T, Fukuda S, et al：Latent herpes simplex virus type I in human vestibular ganglia. Acta Otolaryngol Suppl 503：85-89, 1993

75. Kitahara T, Kondoh K, Morihana T, et al：Steroid effects on vestibular compensation in human. Neurol Res 25：287-291, 2003

76. Strupp M, Zingler VC, Arbusow V, et al：Methylprednisolone, valacyclovir, or the combination for vestibular neuritis. N Engl J Med 351：354-361, 2004

77. Schuknecht HF, Donovan ED. The pathology of idiopathic sudden sensorineural hearing loss. Arch Otolaryngol 243：1-15, 1986

78. Kitahara T, Takeda T, Nishiike S, et al：Prognosis of inner ear periphery and central vestibular plasticity in sudden deafness with vertigo. Ann Otol Rhinol Laryngol 114：786-791, 2005

79. Shinohara S, Yamamoto E, Saiwai S, et al：Clinical features of sudden hearing loss associated with a high signal in the labyrinth on unenhanced T1-weighted magnetic resonance imaging. Eur Arch Otolaryngol 257：480-484, 2000

80. Sugiura M, Naganawa S, Teranishi M, et al：Three-dimensional fluid-attenuated inversion recovery magnetic resonance imaging findings in patients with sudden sensorineural hearing loss. Laryngoscope 116：1451-1454, 2006

81. Fitzgerald DC：Perilymphatic fistula and Menieres disease -Clinical series and literature review-. Ann Otol Rhinol Laryngol 110：430-436, 2001

82. Ikezono T, Shindo S, Sekiguchi S, et al：Identification of a novel Cochlin isoform in the perilymph：insights to Cochlin function and the pathogenesis of DFNA9. Biochem Biophys Res Commun 314：440-446, 2004

83. 池園哲郎：CTT検査と外リンパ瘻. JOHNS 32：41-44, 2016

84. Bachmann HG, Stenklev NC, Myrvoll E, et al：β-trace protein as a diagnostic marker for perilymphatic fluid fistula：a prospective controlled pilot study to test a sample collection technique. Otol Neurotol J 32：7-10, 2011

85. 大薗芳之、北原 糺、福嶋宗久、他：外リンパ瘻疑い例に対する手術治療成績の検討. Equilibrium Res 72：91-96, 2013

86. Minor LB, Solomon D, Zinreich JS, et al：Sound and/or pressure-induced vertigo due to bone dehiscence of superior semicircular canal. Arch Otolaryngol lHead Neck Surg 124：249-258, 1998

87. Minor LB：Superior Canal Dehiscence Syndromes. Am J Otol 21：9-19, 2000

88. Carey JP, Minor LB, Nager GT, et al：Dehiscence or thinning of bone overlying the superior semicircular canal in a temporal bone survey. Arch Otolaryngol Head Neck Surg 126：137-147, 2000

89. Abe S, Usami SI, Denise M, et al：Fluctuating sensorineural hearing loss associated with enlarged vestibular aqueduct maps to 7q31, the region containing

the Pendred gene. Am J Med Genet 82：322-328, 1999

90. Ushio M, Iwasaki S, Chihara Y, et al：Is the nerve origin of the vestibular schwannoma correlated with vestibular evoked myogenic potential, caloric test, and auditory brainstem response? Acta Otolaryngol 129：1095-1100, 2009

91. Cogan GD：Syndrome of nonsyphylitic interstitial keratitis and vestibulo-auditory symptoms. Arch Ophthalm 33：144-149, 1945

92. 筒井　純：眼疾患とめまい．p122-129．編集：檜學、渡辺勈．臨床耳鼻咽喉科頭頸部外科全書 5C めまい平衡失調 [3]、金原出版、東京、1988

93. 松永喬：椎骨脳底動脈循環動態とめまい（宿題報告）．奈良県立医大耳鼻咽喉科学教室、奈良、1995

94. Neuhauser H, Leopold M, von Brevern M, et al：The interrelations of migraine, vertigo, and migrainous vertigo. Neurology 56：436-441, 2001

95. Taura A, Funabiki K, Ohgita H, et al：One third of vertiginous episodes during the follow up period are caused by benign paroxysmal positional vertigo in patients with Meniere's disease. Acta Otolaryngol 134：1140-1145, 2014

96. Mukaida T, Sone M, Yoshida T, et al：Magnetic resonance imaging evaluation of endolymphatic hydrops in cases with otosclerosis. Otol Neurotol 36：1146-1150, 2015

97. 北原　糺、堀井　新、近藤千雅、他：末梢性前庭疾患の残存前庭機能と動的前庭代償．日耳鼻 110：720-727, 2007

98. 北原　糺、堀井　新、久保　武、他：加齢と前庭神経炎後遺症．Equiliblium Res 67：506-511, 2008

99. Cawthorne：Vestibular injuries. Proc Roy Soc Med 39：270-273, 1945

100. 藤野明人、德増厚二、松岡明裕、他：末梢前庭性めまいに対するリハビリテーション法．北里大学神経耳科方式．Equilibrium Res 48：325-331, 1989

101. 田口喜一郎、菊川正人、石山哲他、他：信大方式家庭内平衡訓練．耳鼻臨床 補 38：1-6, 1990

102. 宮田英雄、澤井薫夫、伊藤八次：めまい・平衡障害例のリハビリテーション―平衡訓練を中心として―．耳鼻咽喉科展望 5：510-517, 1997

103. 山中敏彰：めまいの経過観察と治療．MB ENTONI 188：59-65, 2016

104. 渡辺勈：訓練によるめまいの治療．p402-405．編集：檜學、渡辺勈．臨床耳鼻咽喉科頭頸部外科全書 5C めまい平衡失調 [3], 1988

105. Krebs DE, Gill-Body KM, Parker SW, et al：Vestibular rehabilitation：Useful but not universally so. Otolaryngol Head Neck Surg 128：240-250, 2003

106. Yamanaka T, Sawai Y, Murai T, et al：Long-term effects of electrotactile sensory substitution therapy on balance disorders. Neurorep 27：744-748, 2016

107. 和田佳郎、山中敏彰：健常人の傾斜感覚に対する耳石器代行装置の効果．ニューロコンピューティング 110：29-31, 2010

108. 北原正章、北野博也、田中　寛、他：聴神経腫瘍診断への耳鼻咽喉科医の寄与―全国大学付属病院調査―．Equilibrium Res 48：217-222, 1989

109. 石川　中、末松弘行：心因の関与するめまい p268、臨床耳鼻咽喉科頭頸部外科全書 5C めまい平衡失調 [3]、金原出版、1988

巻末資料

メニエール病診断の手引き 1975　　112
両側変動難聴性メニエール病診断基準 1989　　113
メニエール病に対するイソソルビド使用のための参考資料 1991　　114
メニエール病に対するステロイド剤使用のための参考資料 1991　　115
北里大学方式のめまいリハビリテーション　　116
Benign paroxysmal positional vertigo: Diagnostic criteria 2015: Barany Society　　117
Diagnostic criteria for Meniere's disease 2015: ICVD　　119
Cawthorne's Head Exercises　　119

メニエール病診断の手引き

厚生省特定疾患メニエール病調査研究班 1975

1. 回転性めまい発作を反復すること
1. めまいは一般に特別の誘因なく発来し、嘔気、嘔吐を伴い、数分ないし数時間持続する。
2. 発作のなかには、「回転性」めまいでない場合もある。
3. 発作中は水平、回旋混合性の眼振をみることが多い。
4. 反復性の確認されぬ初回発作では、めまいを伴う突発性難聴と充分鑑別されなければならない

2. 耳鳴、難聴などの蝸牛症状が反復、消長すること
1. 耳鳴、難聴の両方またはいずれかの変動に伴いめまい発作をきたすことが多い。
2. 耳閉塞感や強い音に対する過敏性を訴える例も多い。
3. 聴力検査では、著明な中、低音部域値変動や音の大きさの補充現象陽性を呈することが多い。
4. 一耳罹患を原則とするが両耳の場合も見られる。

3. 1、2の症状をきたす中枢神経疾患、ならびに原因既知のめまい、難聴を主訴とする疾患が除外できる。
　これらの疾患を除外するためには、問診、一般神経学的検査、平衡機能検査、聴力検査などを含む、専門的な臨床検査を行い、時には経過観察が必要な場合もある。

診断の基準
Ⅰ．確実例：1、2、3の全条件を充たすもの。
Ⅱ．疑い例：1と3、または2と3の条件を充たすもの。

注：1、2の症状の原疾患として、充分に中耳炎、耳中毒、梅毒などの原因既知の疾患を除外しえなかったときは、これらの疾患名を併記することとする。

厚生省特定疾患メニエール病調査研究班：昭和49年度研究報告書，5頁，1975．

両側変動難聴性メニエール病診断基準

厚生省特定疾患前庭機能異常調査研究班 1989

1. 回転性めまいを反復すること。
以下メニエール病診断の手引きの1の1、2、4に同じ。

2. 両耳において耳鳴、難聴などの蝸牛症状が反復消長すること。
(1) 耳鳴難聴の両方またはいずれかの変動にともないめまいの発作を来すことが多い。
(2) 耳閉塞感や強い音に対する過敏性を訴える例も多い。
(3) 蝸牛症状は両耳同時にまたは交互に現れる。患者は両耳の蝸牛症状の消長に気づかぬ場合も多いから、グリセロール試験や頻回の聴力検査が望ましい。
(4) 聴力検査では、著明な中、低音部閾値変動や音の大きさの補充現象陽性を呈することが多い。

3. 1、2の症状を来す中枢疾患、並びに原因既知のめまい、難聴を主訴とする疾患が除外できる。
これらの疾患を除外するためには、問診、一般神経耳科学検査、平衡機能検査、聴力検査などを含む専門的な臨床検査を行い、時には経過観察が必要な場合もある。

Ⅰ．確実例：1、2、3の全条件を満たすもの。
Ⅱ．疑い例：以下の症例でその症候を来す中枢並びに原因既知のめまい難聴を主訴とする疾患が除外できるとき。
(1) メニエール病で、他側耳に耳鳴又は難聴を認めるもの。
(2) 回転性めまいを反復し、両耳に耳鳴又は難聴を認めるもの。
(3) 両耳において耳鳴難聴などの蝸牛症状を認め。これが少なくとも一側耳において反復消長するもの。

注：原疾患として、充分に中耳炎、薬物中毒、梅毒などの原因既知の疾患を除外し得なかった時は、これらの疾患名を併記することとする。

厚生省特定疾患前庭機能異常調査研究班：昭和63年度研究報告書，6頁，1989．

（著者注）
SchuknechtによるとBilateral Meniere's Disease（両側メニエール病）は両耳で、めまい、耳鳴、難聴を生じる病態だとするが、国内外を問わず、この用語は両耳に変動難聴を認めるが、必ずしも両耳ともが、めまいに責任があるとは確認せずに用いている。つまり「両側メニエール病」は一般には「両側変動難聴性メニエール病」の同義語として使われている。両耳ともめまいと蝸牛症状に責任あるケースと、蝸牛症状は両耳にみるが、めまいは一側耳だけに責任あるケースとの発生機序、症状、予後についての研究は未だ進んでいない。

メニエール病に対するイソソルビド使用のための参考資料

厚生省特定疾患前庭機能異常調査研究班 1991

1. 使用の対象：
メニエール病いわゆる続発性内リンパ水腫など。
すなわち内リンパ水腫の推定される症例に有効であるが、中でもめまいの頻発例、グリセロール試験陽性例は特に有効とされる。単なるめまい症例は有効な使用対象とならない。

2. 投与量：
体重 60kg を標準として 70w／v％のイソソルビドを含む水溶液 90ml-120ml を1日量とし、3回に分け投与する。しかし 120ml は胃もたれなどの副作用の出る事も多いので、60-90ml 投与が普通である。1日 30ml の投与では効果は少ない。

3. 投与方法：
一般に4週間以上長期投与を行う。年余にわたり投与する場合もあるが、この場合は症状にあわせ投与量を加減する。発作を予防する意味でめまい前兆時のみ投与する場合もある。

4. 副作用と副作用防止のための対策：
消化器症状（胃もたれ、胸やけ、腹部膨満、便秘など）が主体である。イソソルビドは一般に食後投与されるが、食前投与でも良い。飲みにくい人には、氷で冷やしたり、レモンの味をつけたり、70w／v％液を薄める場合もある。しかしその様なことをせずとも、3－4回服用後には容易に飲めるようになることが多い。電解質異常は長期投与でもまず見られないが、定期的血液検査が望ましい。急性頭蓋内血腫には投与しない。また脱水状態、腎機能障害、鬱血性心不全には慎重に投与する。

5. 備考：
グリセロール試験でグリセロールの代わりにイソソルビド 120ml を使用することもある。

厚生省特定疾患前庭機能異常調査研究班：平成2年度研究報告書，3頁，1991．

メニエール病に対するステロイド剤使用のための参考資料

厚生省特定疾患前庭機能異常調査研究班 1991

1. 使用の対象：

(1) 免疫異常を伴ったり、副腎機能低下の疑われる症例。
CRP、赤沈、免疫グロブリン（IgG、IgM、IgE）、免疫複合体、自己抗体（リウマチ因子や抗核抗体）、補体価等に異常が現れ易い。著しい免疫異常は膠原病や自己免疫疾患など（血管炎、Cogan 症候群、大動脈炎症候群、反復性多発性軟骨膜炎、ベーチェット病など）の基礎疾患の有無を考慮し対処する必要もある。

(2) 急速に難聴の進行する症例。

(3) 聴力変動の極めて著しい症例、並びに難聴が両側性かつ高度で他剤の無効な場合。発作に対する効果は今後の検討課題とする。

2. 投与量：

メニエール病の経過は突発難聴のそれと異なるので、漫然とした長期投与に陥らぬ注意が必要である。「大量投与」：Hydrocortisone（サクシゾン 300mg-600mg）を数日間、又は Methylpredonosolone（ソル・メドロール 500mg-1g）を3日間経静脈投与し、後療法として経口ステロイド剤（Predonisolone 換算 30mg 程度）を漸減投与する。

3. 長期（3 カ月以上）投与時の漸減法：

聴力検査所見や自覚症状を指標として漸減する。免疫検査所見の改善が参考となることもある。減量にともない聴力の悪化が予想される場合減量は、1－2週間に 10－20％程度（Predonosolone 換算 2.5mg／1－2週から始める。少量投与時にはより少量の減量が必要）とし、減量により実際聴力の悪化した場合は 50％増量を行った上、より緩やかな減量を行う。ステロイド剤の変更が効果の増強や副作用の軽減に役立つ事もある。

4. 副作用の早期発見とその処置：

副作用チェックのためには体重測定、血圧測定、精神状態の観察を行う。定期的血液検査（電解質、血糖、脂質などの生化学や一般検血、CRP、血沈など）尿検査（糖、沈さなど）便潜血検査、長期投与では眼科検査、胸部レ線、骨レ線、消化管透視なども必要となる。副腎機能低下の疑われる場合は、尿中 17 ケトステロイド、血中コルチゾンの測定を行う。

5. 副作用防止の一般対策：

重篤な副作用発現時には対処療法を行うが、ステロイドの減量や中止せざるを得ないこともある。長期投与では重症感染症や手術などのストレス時に副腎不全のためステロイドの増量が必要なこともある。

厚生省特定疾患前庭機能異常調査研究班：平成2年度研究報告書，3頁，1991．

北里大学方式のめまいリハビリテーション

運動内容
1 頭を動かさずに眼前約 50cm の指標上の左右の点を交互に見て下さい。
2 同様に上下の点についても反覆して下さい。
3 片手を伸ばしたまま眼の高さまで挙げ左右に約 30 度ずつ動かし、その先端を頭を動かさずに眼で追って下さい。
4 同様に片手を上下に約 30 度ずつ動かしその先端を目で追って下さい。
5 頭を前後に約 30 度ずつ屈曲、伸展して下さい。
6 頭を左右に約 30 度ずつ回転して下さい。
7 頭を左側または右側に交互に屈曲して下さい。
8 仰向けの状態から座位へあるいは坐位から仰向けの状態に体位を変換して下さい。
9 坐位から立位へあるいは立位から坐位に体位を変換して下さい。
10 両手を下げたまま閉眼開脚で 30 秒間直立して下さい。
11 両手を下げたまま閉眼閉脚で 30 秒間直立して下さい。
12 両手を肩の高さまで挙げ閉眼で膝を高くあげて 50 歩足踏みして下さい。
13 開眼または閉眼で 10m 直線歩行して下さい。
14 閉眼で両手を下げたまま継ぎ足で直立を 30 秒間続けて下さい。
15 開眼または閉眼で継ぎ足歩行を 10m して下さい。
16 開眼または閉眼で片足立ちを 15 秒間して下さい。
17 階段を昇り降りして下さい。
18 平均台で訓練して下さい。

このめまいリハビリテーション法は、めまい平衡神経科学会による平衡訓練の基準（1989）に、平衡訓練法の参考資料として示されている。

Benign paroxysmal positional vertigo: Diagnostic criteria 2015

Consensus document of the Committee for the Classification of Vestibular Disorders of the Barany Society:

2. Diagnostic criteria for benign paroxysmal positional vertigo

2.1 Canalolithiasis of the posterior canal (pc-BPPV)
A. Recurrent attacks of positional vertigo or positional dizziness provoked by lying down or turning over in the supine position.
B. Duration of attacks<1min.
C. Positional nystagmus elicited after a latency of one or few seconds by the Dix-Hallpike maneuver or side-lying maneuver (Semont diagnostic maneuver). The nystagmus is a combination of torsional nystagmus with the upper pole of the eyes beating toward the lower ear combined with vertical nystagmus beating upward (toward the forehead) typically lasting <1 minute.
D. Not attributable to another disorder.

2.2 Canalolithiasis of the horizontal canal (hc-BPPV)
A. Recurrent attacks of positional vertigo or positional dizziness provoked by lying down or turning over in the supine position.
B. Duration of attacks <1 min.
C. Positional nystagmus elicited after a brief latency or no latency by the supine roll test, beating horizontally toward the undermost ear with the head turned to either side (geotropic direction changing nystagmus) and lasting < 1min.
D. Not attributable to another disorder.

2.3 Cupulolithiasis of the horizontal canal (hc-BPPV-cu)
A. Recurrent attacks of positional vertigo or positional dizziness provoked by lying down or turning over in the supine position.
B. Positional nystagmus elicited after a brief latency or no latency by the supine roll test, beating horizontally toward the uppermost ear with the head turned to either side (apogeotropic direction changing nystagmus), and lasting > 1 minute.
C. Not attributable to another disorder.

2.4 Probable benign paroxysmal positional vertigo, spontaneously resolved
A. Recurrent attacks of positional vertigo or positional dizziness provoked by lying down or turning over in the supine position.
B. Duration of attacks <1 min.
C. No observable nystagmus and no vertigo with any positional maneuver.
D. Not attributable to another disorder.

3. Emerging and controversial syndromes

The following syndromes are rare variants of BPPV and may be difficult to differentiate from central positional vertigo.

3.1 Canalolithiasis of the anterior canal (ac-BPPV)
A. Recurrent attacks of positional vertigo or positional dizziness provoked by lying down or turning over in the supine position.
B. Duration of attacks < 1 min.
C. Positional nystagmus elicited immediately or after a latency of one or few seconds by the Dix-Hallpike maneuver (on one or both sides) or in the supine straight head-hanging position, beating predominantly vertically downward and lasting < 1 min.
D. Not attributable to another disorder.

3.2 Cupulolithiasis of the posterior canal (pc-BPPV-cu)
A. Recurrent attacks of positional vertigo or positional dizziness provoked by lying down or turning over in the supine position.
B. Positional nystagmus elicited after a brief or no latency by a "half Dix-hallpike Maneuver", beating torsionally with the upper pole of the eye to the lower ear and vertically upward (to the fore head) and lasting >1 min.
C. Not attributable to another disorder.

3.3 Lithiasis of multiple canals (mc-BPPV)
A. Recurrent attacks of positional vertigo or positional dizziness provoke by lying down or turning over the supine position.
B. Duration of attacks < 1 min.
C. Positional nystagmus compatible with canalolithiasis of more than one canal during the Dix- Hallpike maneuver and the supine roll test.
D. Not attributable to another disorder.

3.4 Possible benign paroxysmal positional vertigo
A. Attacks of positional vertigo missing one of the criteria of a disorder coded above.
B. Not attributable to another disorder.

M von Bertholon, T Brandt, T Fife et al: Benign paroxysmal positional vertigo: Diagnostic criteria. J Vestibular Res 25: 105-117, 2015.

Diagnostic criteria for Meniere's disease 2015

International Classification of Vestibular Disorders (ICVD):

1. Definite MD
   A. Two or more spontaneous episodes of vertigo, each lasting 20 minutes to 12 hours.
   B. Audiometrically documented low-to medium- frequency sensorineural hearing loss in one ear, defining the affected ear on at least one occasion before, during or after one of the episodes of vertigo.
   C. Fluctuating aural symptoms (hearing, tinnitus or fullness) in the affected ear.
   D. Not better accounted for by another vestibular diagnosis.

2. Probable MD
   A. Two or more episodes of vertigo or dizziness, each lasting 20 minutes to 24 hours.
   B. Fluctuating aural symptoms (hearing, tinnitus or fullness) in the affected ear.
   C. Not better accounted for by another vestibular diagnosis.

JA Lopez-Escamez, J Carey, Won-Ho Chung et al：Diagnostic criteria for Meniere's disease. J Vestibular Res 25：1-7, 2015.

この criteria は classification committee of the Barany Society, Japan Society for Equilibrium Research, European Society for Otology and Neurotology, Equilibrium Committee of the AAO-HNS, Korean Balance Society の共同作成による International Classification of Vestibular Disorders: ICVD として発表されている。

Cawthorne's Head Exercises

Exercises are to be carried out for 15 minutes twice a day increasing the time to 30 minutes.

1. Eye Exercises：
   Looking up, then down- at first slowly, then quickly 20 times.
   Looking from one side to the other at first slowly, then quickly 20 times.
   Focus on finger at arm's length, moving one foot closer and back again 20 times.
2. Head Exercises：
   Bend head forward then backward with eyes open- slowly, later quickly 20 times.
   Turn head from one side to the other - slowly, then quickly 20 times.

As dizziness improves, these head exercises should be done with eyes closed.
3. Sitting:
   While sitting, shrug shoulders, 20 times.
   Turn shoulders to right then to left 20 times.
   Bend forward and pick up objects from ground and sit up 20 times.
4. Standing:
   Change from sitting to standing and back again 20 times with eyes open.
   Repeat with eyes closed.
   Throw a small rubber ball from hand to hand above eye level.
   Throw a ball from hand to hand under one knee.
5. Moving about:
   Walk across room with eyes open, then closed 10 times.
   Walk up and down a slope with eyes open, then closed 10 times.
   Walk up and down steps with eyes open, then closed 10 times.
   Any game involving stooping or turning is good.

索引

数字

7%炭酸水素ナトリウム　91

A

Aschner 試験　15, 81
As タイプのティンパノ・グラム　85

B

Barany 式　43
BPPV：benign paroxysmal positional vertigo　2-6, 7, 9, 15, 24, 26, 50-55, 84, 86-88, 119, 120
　続発性――　87
　難治性――　55
　→ 外側半規管型 BPPV
　→ 後半規管型 BPPV
Brandt-Daroff 法　54, 55
Bruns 眼振　86

C

Cawthorne's head exercise　98
Cogan 症候群　6, 7, 71, 117
CP：canal paresis　15, 33, 34, 44-46
CT　3, 34, 35, 67, 68
CUS：catch up saccade　44
cVEMP　→VEMP

D

Dandy 症候　5
decomposition　14
DP：directional preponderance　33, 34
drop attack　5
dysdiadochokinesis　14
dysmetria　14
dyssynergia　15

E

ECoG：electrocochleography　40, 41
ENG：electronsystemography　20-22, 33, 35, 44
Epley 法　52, 53
Ewald の法則　13

F

finger-nose test　14
Flourens の内リンパ流動説　13

G

GABAA　94
GM　6, 8

H

Hallpike 法　24, 27
Hennebert sign　29

英数字

HIT：head impulse test　44, 46
Hunt 症候群　6, 7, 70

J

Jumbling　6

L

Lempert 法　52, 53

M

Mann 検査　16, 17
Mann 直立　17
microfissure　66
Minor 症候群　67
MRA　34, 35, 70,
MRI　28, 34, 35, 65, 68-70, 101, 102
　内耳造影――　42, 84-86

O

OKP 検査：Optokinetic Pattern Test　44
oVEMP　→VEMP

R

Romberg 検査　16
Romberg 率　20, 98

S

Schellong 試験　15, 81
SM　5, 6, 8, 41
SSCD：superior semicircular canal dehiscence　67
Stenger 法　24, 27
stiffness curve　30
subspecialty　101
SVV：subjective visual vertical　45, 47, 102

T

Tullio 現象　6, 7, 67

V

V2 受容体遺伝子　58
VEMP：vestibular evoked myogenic potential　12, 36, 40, 88, 102
　cVEMP　36, 40, 68
　oVEMP　36, 37, 40
vHIT：video head impulse test　44-46, 102
VNG：video nystagmography　22
VOG：video oculography　22
VOR：vestibulo-ocular reflex　39, 43-46
VS test：visual suppression test　30, 34, 35

W

Wallenberg 症候群　72

日本語索引

あ
悪性発作性頭位めまい 73
　→中枢性めまい
足踏み検査 16, 18
アセタゾラミド 60
頭振り眼振 15, 24, 25, 88
圧刺激検査 14, 29
アデノシン三リン酸ナトリウム 91
アテローム斑 77
アブミ骨筋反射 85
アミトリプチリン 81
アミノグリコシド 6
アメジニウム 81
アンギオ・グラフィー 77

い
息切れ 79, 81, 82
意識消失 7, 9, 15, 72
イソソルビド 60, 93, 116, 126
一眼複視 75
一過性脳虚血発作 5, 72
一側反応低下 33
飲酒 6
インシュリン 83

う
ウイルス 64
　──性障害 65, 87, 97
うつ 80
運動分解 14

え
エアー・カロリック検査 34
エチゾラム 91
嚥下障害 7, 9, 15, 72, 73, 82
塩酸ジフェニドール 91
塩酸ミドドリン 81
延髄 72

お
オージオグラム 31
嘔吐 5, 9, 25, 58, 72, 87, 90, 91, 114
悪心 5, 9, 25, 58, 75, 83, 87, 90, 91
温度刺激検査 30, 33, 39, 44, 45, 64, 65, 68, 71, 86, 88

か
臥位 15, 28, 51
　──懸垂後屈 25, 28
　──正面 22, 23, 28, 51
外・深部受容器 10
外側半規管 12, 13, 24, 28-30, 33-35, 39, 43, 44, 50, 51, 61, 97
外側半規管型BPPV 50-55, 84, 86-88
　──管内結石症 51, 52
　──クプラ結石症 28, 51, 52, 86,
　──半規管結石症 50-52
回転運動反射 21
回転刺激検査 43, 88
外リンパ腔 56
外リンパ瘻 6, 29, 66
下顎感覚入力 99, 100
過換気症候群 6, 79
蝸牛 42,
　──階　→蝸牛管
　──型メニエール病 41, 56, 63, 64
　──管 42
　──症状 6, 7, 38, 52, 57, 63-65, 81, 84, 114, 115
　──神経核 30
　──窓 30, 32, 57, 66, 67, 68,
角加速度 12, 13, 43, 44
角膜実質炎 6
過血糖 83
過呼吸 6, 7
下垂体後葉 58, 59
仮性瘻孔症状 29
画像検査 9, 14, 15, 34, 35, 38, 65, 68, 102
蝸電図検査 38, 40, 41, 60
ガドリニウム鼓室内投与 42
ガドリニウム造影 35
仮面うつ病 80
カルバマゼピン 8, 70
感音難聴 30, 84-86
　急性── 68
　高度── 56
　谷型── 69
　低音障害型── 30, 31, 56,
眼球圧迫試験 15, 81
眼球内浮遊物 75
間歇期 7, 9, 58, 92, 96
　──処方例 92
　──末梢前庭障害 93
眼疾患 75
緩徐相 11, 13, 20, 33, 34, 39, 44, 76,
眼振
　──検査 9, 14, 20, 22, 23, 26, 43, 44, 86, 88
　──持続時間 44
　──の記載法 26
　──の方向 13, 26
　──方向優位性 33
　Bruns── 43
　頭振り── 15, 24, 25, 88
　回旋性── 24, 51, 67, 88
　回転後── 14, 43
　患側向き水平回旋混合性自発── 56
　健側向き水平回旋混合性自発── 56

視運動性── 11
　　→視運動性眼振検査
　垂直性── 13, 15, 24, 26, 27
　水平回旋混合性── 24, 25
　水平性── 13, 24, 26, 28, 29, 44, 51, 52, 65, 88
　先天性── 75
　側方注視── 68, 86
　頭位── 14, 22, 23, 27, 50, 51, 86
　頭位変換── 15, 23, 27, 55
　注視── 15, 22, 24, 26, 28, 68, 86,
　前庭性── 13
　先天性── 75
眼精疲労 75
間接的内リンパ水腫推定検査 60
眼前暗黒感 5
患側同定 55
眼痛 6
顔面神経麻痺 6, 70
眼輪筋 37

き

基幹病院 101
器質的疾患 9, 9, 102
軌跡長 20
喫煙 8
気導前庭誘発眼筋電位検査 37
気導聴力閾値 30
記銘力低下 83
救急外来 2, 3, 8, 24
球形嚢 12, 36, 42, 97
急 性 期 9, 15, 20, 65, 66, 73, 83, 90-96, 125
　──処方例 91
　──末梢前庭障害 91
急性小脳性運動失調症 74
急性末梢前庭疾患 87
急速眼球運動 44
急速相 11, 13, 20, 22, 26, 75
橋 11, 72
仰臥位検査 23
胸鎖乳突筋 36
共同運動障害 14
胸部圧迫感 80
起立検査　→直立検査
起立性調節障害 6, 81
起立性低血圧症 81
緊張性頸反射 10
屈折異常 75

く

クプラ 12, 13
クプラ結石症 50, 51
クプロメトリー 43, 44
グリセロール検査 38, 60
グリセロール負荷 VEMP 検査 40

訓練 14, 97, 98, 118

け

傾斜室 11, 12, 76
頸部疾患 77
頸部脊椎症 77
傾眠傾向 82
けいれん 7, 9, 15,
血液疾患 82
血管拡張剤 73
血管条 13, 56, 87
懸垂頭位 24, 51, 53

こ

降圧剤 73
後遺症 88
構音障害 4
高血圧 8, 9, 16, 25, 73, 82, 92, 103
高血圧症 82
抗血小板薬 73
高脂血症 73, 83
高次中枢 14
甲状腺機能 16
　──亢進症 83
　──低下症 83
向精神薬 74
高度難聴耳 63
高度半規管麻痺 86
高尿酸血症 73
後半規管 12, 13, 24, 45, 50, 51
　──型 BPPV 51, 52
抗不安薬 73, 91, 94,
向膨大部稜性 13
抗めまい薬 91, 92
抗利尿ホルモン 58, 59
語音明瞭度検査 30
鼓室試験開放 66
固縮 74
固視抑制 15, 33, 34
骨導検耳 32
骨導刺激 37
骨導聴力閾値 30
コルチ器 65, 97

さ

座位 22-27
　右（左）頸部捻転── 51
最大緩徐相速度 33, 39
嗄声 72
左右差是正神経回路 94
三叉神経痛 73
三半規管 12

し

ジアゼパム 91
視運動性眼球振盪 11

視運動性眼振　11
視運動性眼振検査　43, 44
　　——，等加速減速法　43, 44
　　——，等速度法　43, 44
　　——，Ohm 型　43, 44
　　——，Jung 型　43, 44
自覚的視性垂直位検査　45
視器　10
耳硬化症　30, 85
思考感情障害　80
視床　58, 59
姿勢障害　14, 74
姿勢反射　10, 14
耳石器　10, 12, 14, 40, 42, 76, 87, 102
市中病院救急外来　8
失神　77, 81
自発眼振　14, 15, 22, 23, 24, 56, 64
ジフェンヒドラミン・ジプロフィリン　91
耳閉感　4
耳鳴　4
ジメンヒドリナート　91
視野異常　9, 15
斜面台検査　16
重心動揺計　19
重心動揺検査　16, 18-20, 98
重心動揺図　19
重曹水　79
重量物運搬　6, 29
腫瘍内出血　68
純音聴力　32
純音聴力検査　29
循環器疾患　82
小脳　14, 24
　　——炎　74
　　——橋角部腫瘍　73
　　——梗塞　2, 28, 72, 104
　　——疾患　73, 86
　　——出血　8, 72
　　——腫瘍　73
　　——病変　14, 27, 86
小脳動脈
　　後下——　11, 72
　　前下——　11, 34, 70, 72
上半規管裂隙症候群　24, 30, 32, 67
上部脳幹部の腫瘍　73
自律神経検査　15
自律神経失調　8, 15, 81
心因性疾患　8
心気症　79
神経学的検査　9, 14, 86, 114
神経血管圧迫症候群　70, 72
神経耳科　101
　　——学的検査　9, 43, 65, 68, 69, 102
神経鞘　68
神経鞘腫　68
神経内科　102

神経変性疾患　8
心疾患　8, 9,
人種　58
真珠腫　6, 29, 66
真珠腫性中耳炎　6, 29, 66
真性めまい　5
振戦　74
心臓疾患　73
身体動揺　16
深部受容器　10, 11
診療科　2, 3, 14, 102, 103
診療科横断的疾患　i, 104
心療内科　102

す

垂直半規管機能評価　45
随伴症状　4, 7
水平回旋混合性眼振　24, 25
水平性眼振　13, 24, 26, 28, 29, 44, 51, 52, 65, 88
髄膜腫　73
スキューバー・ダイビング　29
頭痛　7, 9, 15, 72-76, 80-82
ステロイド　71, 102, 103
ストレスホルモン　59
スルピリド　91

せ

精神神経科　102
静的体平衡検査　16
赤外線 CCD 眼鏡　20
舌感覚入力　99, 100
赤血球増多症　82
潜時　15, 36, 50
全身検索　14
前庭
　　——階　30, 32, 42, 56, 57, 30
　　——型メニエール病　6, 7, 9, 15, 30, 41, 56, 81
　　——眼反射　43
　　——神経 1 次求心性ニューロン　96
　　——神経炎　2, 6, 7, 30, 64, 88, 102
　　——神経核　11, 30, 33, 36, 90-96
　　——神経鞘腫　68
　　——神経切断術　60
　　——性眼振　13
　　——脊髄反射　14
　　——窓　30, 32, 57, 66-68
前庭水管　57, 61, 68
　　——拡大症　30, 68
　　——骨迷路　68
　　——膜迷路　68
　　——迷路　10-12, 77, 82
　　——誘発筋電位検査　36
　　——誘発頸筋電位検査　36
前庭代償

――遅延　87
　　　――不全　87
　　　静的――　96
　　　動的――　87, 88, 96, 100
　潜伏時間　24, 33

そ
　総合病院　103
　側臥位　25, 86
　測定障害　14
　側頭骨骨折　6
　続発性低血圧症　82
　続発性内リンパ水腫　87
　組織マーカー　34

た
　第 8 脳神経　68, 70, 85
　代謝疾患　83
　帯状疱疹　6
　　　――ウイルス　70
　対症療法　52, 65, 67, 90
　体性感覚情報　96
　大脳基底核　14
　体平衡検査
　　　静的――　16, 17, 19
　　　動的――　16-18
　体平衡保持機構　11
　多血症　16, 73, 16
　立ち直り反射　10, 12, 16, 17, 76
　多発性硬化症　74

ち
　知覚異常　81
　中耳炎　6
　中耳加圧法　60
　中枢制御　10, 11
　中枢性疾患　6-8, 15, 20, 52, 65
　聴神経腫瘍　6, 8, 68, 85
　聴力検査　7, 14, 15, 29, 30, 38, 65, 69, 102,
　　　　　114, 115, 117,
　直立検査　15-17, 19
　　　単脚――　16, 17
　　　両脚――　16, 17

つ
　椎骨　77, 78
　　　――動脈循環不全　77
　　　――脳底動脈　34
　　　――脳底動脈循環不全　5, 6
　追跡機能　10

て
　低血圧　16
　低血圧症　82
　低血糖　83
　伝音難聴　30

　　　低音障害型――　30, 31
　　　伝音難聴――　85
　電気眼振図検査　20

と
　頭位
　　　――変換　24
　　　――変換眼振の記載法　27
　等加速減速法　44
　動悸　82
　動的前庭代償不全　44, 88
　動的体平衡検査　16
　糖尿病　8, 9, 16, 38, 73, 83, 92, 103
　動脈硬化　8, 73
　動揺図　19, 20
　動揺面積　19, 20
　トーヌス低下　15
　トーン・バーストの気導刺激　37
　トフィソパム　81
　トリアージ　2
　頓服薬　92, 125

な
　内耳炎　6
　内耳疾患　6, 7, 25, 26
　内耳造影 MRI　42, 84, 85, 102
　内耳窓効果仮説　32
　内耳梅毒　6, 29
　内耳有毛細胞　56
　内耳瘻孔　30, 32
　内分泌疾患　16
　内リンパ水腫　2, 6, 7, 29, 34, 35, 38-43,
　　　　　56, 58-66, 84-88, 97, 102, 116
　　　――関連疾患　29
　　　――疾患　97
　　　――推定検査　86
　　　遅発性――　2, 6, 7, 39, 56, 62, 63
　　　無症候性――　84
　内リンパ嚢　56-62, 68, 87, 103
　　　――開放術　60, 68, 103
　　　――充填術　68
　　　――ステロイド挿入術　61, 62
　　　――ステロイド挿入術の成績　62
　難聴　4, 6, 7, 9, 30, 41, 50, 56, 58, 62-66,
　　　　　68, 70-73, 83, 85, 90, 93, 101, 102,
　　　　　114, 115, 117
　　　低音障害型――　69
　　　突発性――　2, 6, 65, 68, 88, 96
　　　→めまい突発
　　　→感音難聴
　　　→伝音難聴

に
　二重視　73
　　　→複視
　入院検査　45, 47

の

脳幹　5, 10, 11, 14
脳幹－小脳病変　27
脳幹梗塞　8
脳血管障害　41, 72
脳血管病変　34
脳血栓　72
脳腫瘍　8, 34, 72
脳神経外科　3, 101, 102
脳神経内科　3, 86
脳塞栓　72

は

パーキンソン　14, 74
梅毒性内耳炎　38, 39
排尿障害　80
白血病　82
鼻かみ　6
半規管
　——型 BPPV
　　→外側半規管型 BPPV
　　→後半規管型 BPPV
　——結石症　50, 51
　——遮断術　55, 103
　——麻痺　15, 44, 56, 86, 96
　——迷入　84
　——裂隙症候群　6
　——瘻孔　6
　前——　12, 13, 24, 53, 97
　　→外側半規管
　　→後半規管
反膨大部稜性　13

ひ

ヒステリー　79
左臥位　51
ビデオ眼振図検査　22
非梅毒性角膜実質炎　71
皮膚毛細血管反応測定　15
病歴　8, 9
疲労現象　15, 50, 73
貧血　16
貧血症　82

ふ

不安神経症　79
フェノバルビタール　91
複視　7, 9, 15, 75, 82
　→二重視
浮腫　68, 72, 85
不定愁訴　7, 9, 80, 81
不眠　8, 80, 81, 82
浮遊耳石置換法　52, 53
ブラント法　53
ブリューニング拡大耳鏡　29
フレンツェル眼鏡　14, 20-25, 28, 29, 33, 43, 102
フロセミド検査　38, 39, 60, 63, 102
フロセミド負荷 VEMP 検査　40
プレドニゾロン　92

へ

閉眼ラバー比　19, 20, 98
平衡砂　12
平衡失調　7-11, 14, 15, 73, 76, 80, 81, 83, 90, 98
平衡斑　12
平衡保持機構　9-11, 76, 77, 79, 82, 96, 97, 102
偏倚　13-18, 20, 24
変換運動障害検査　14
片頭痛　81, 82
ベンゾジアゼピン系　94
偏中心性回転検査　44

ほ

方向交代性下行性（向地性）　51, 86
方向交代性上行性（背地性）　28, 51, 86
放射線科　3
膨大部　12, 13, 50, 51, 64
ポリッツェル球　14, 29, 66
ホルネル症候群　72

ま

マニュアル診療　iii
末梢・中枢疾患の鑑別　9
末梢性疾患　20, 27, 65
末梢前庭機能　88, 98
　——障害　88
慢性期　65, 92, 94-98, 125, 126
　——処方例　94
　——末梢前庭障害　95

む

霧視　6

め

迷路振盪症　6
メシル酸ベタヒスチン　91
メタボリック症候群　73
メトクロプラミド　91
メニエール病　2, 6, 9, 30, 34, 35, 38-43, 56-64, 66, 69, 70 79, 81, 84-86, 93, 96-98, 102
　——推定検査　38
　——非定型例蝸牛型　→蝸牛型メニエール病
　——非定型例前庭型　→前庭型メニエール病
　——典型例　63
　——とストレス　58
　——非定型　56, 57, 60, 63, 64, 81

薬物治療、—— 60
両側メニエール病　7, 31
　　C発症、—— 63, 64
　　CV発症、—— 63, 64
　　V発症、—— 63, 64
　　→前庭型メニエール病
　　→蝸牛型メニエール病
めまい
　　——専門会員　101
　　——専門外来　2
　　——相談医　101
　　——突難　2, 65, 102
　　——入院検査　45
　　——の経過　5-9
　　——の性質　4, 8
　　——の問診　4-9
　　——の誘因　5, 7
　　——責任耳　7
　　——リハビリテーション　94
　　悪性発作性頭位——　73
　　一過性——　50
　　回転性——　4, 56, 70, 84
　　仮性——　5
　　経過——　5
　　顕性——　6
　　真性——　5
　　中枢性——　4, 8, 27
　　中枢性頭位——　73
　　難治性——　101, 102
　　反復性——　66, 68
　　反復性回転——　63
　　非回転——　9
　　浮動性——　5, 7, 83, 88, 96
　　フローチャート、——　7
　　片頭痛関連——　81
　　片頭痛性——　82
　　末梢性——　4
　　誘発性——　88
　　誘発性浮動性——　96

や

薬物治療　8

ゆ

有酸素運動　60
融像障害　75
指鼻試験　14

よ

抑うつ神経症　80

ら

ライスネル膜シャント説　57
ラクナ梗塞　34
ラバー負荷検査　20
卵形嚢　12

　　——機能検査　44
乱視　75

り

立位負荷試験　15
リハビリ治療　103
リハビリテーション　100
　　感覚強化——　97, 98
　　感覚代行——　97-99
　　北里大学方式——　98
　　岐阜大学方式——　98
　　信州大学方式——　98
　　奈良医大方式——　98
良性発作性頭位めまい症　2, 7, 30, 50, 102
　　→BPPV
両側耳硬化症　31
両側前庭機能高度低下　6
両脚直立検査　16, 17, 19
両側内リンパ水腫　58
良聴耳変動難聴　63

れ

冷温交互刺激検査　33
レルモワイエ症候群　6, 62

ろ

瘻孔症状　29
瘻孔症状検査　29
ロフラゼプ酸エチル　91
ロメリジン　81
ろれつ　4

【著者略歴】

北原　糺（きたはら　ただし）

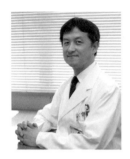

1966年生まれ。四條畷高校を経て1992年大阪大学医学部卒業。引き続き同大学大学院卒。2001年大阪大学耳鼻咽喉科学教室助手、2008-10年講師、2012-14年准教授。この間ピッツバーグ大学医学部耳鼻咽喉科留学（2002-04）、大阪労災病院耳鼻咽喉科部長（2010-12）。2014年より奈良県立医科大学耳鼻咽喉・頭頸部外科学講座教授。2016年新設された同大学附属病院めまいセンター長兼任。国内では日本耳鼻咽喉科学会はじめ多数の医学会の代議員／評議員。国外ではSociety for Neuroscience、American Neuro-otology、Barany Society、CORLAS正会員。

なおBarany学会より「前庭神経節の分子生物学研究」に対してスカラーシップを、Politzer学会より難治性メニエール病に対する外科的新規治療に対しPolitzer賞（臨床部門）を受けている。

めまいを診る

2017年4月25日　第1版第1刷発行　©

著　者	北原　糺　KITAHARA, Tadashi
発行者	宇山閑文
発行所	株式会社金芳堂
	〒606-8425 京都市左京区鹿ケ谷西寺ノ前町34番地
	振替　01030-1-15605
	電話　075-751-1111（代）
	http://www.kinpodo-pub.co.jp/
制　作	株式会社桜風舎
印　刷	亜細亜印刷株式会社
製　本	有限会社清水製本所

落丁・乱丁本は直接小社へお送りください。お取替え致します。

Printed in Japan
ISBN978-4-7653-1714-6

JCOPY ＜（社）出版者著作権管理機構　委託出版物＞

本書の無断複写は著作権法上での例外を除き禁じられています。複写される場合は、そのつど事前に、（社）出版者著作権管理機構（電話 03-3513-6969、FAX 03-3513-6979、e-mail: info@jcopy.or.jp）の許諾を得てください。

●本書のコピー，スキャン，デジタル化等の無断複製は著作権法上での例外を除き禁じられています．本書を代行業者等の第三者に依頼してスキャンやデジタル化することは，たとえ個人や家庭内の利用でも著作権法違反です．